老祖宗传下来的老偏方

传下来的

老偏方

女人小病妙方

主审/国医大师 李济仁

编著/王维恒

叁

中国科学技术出版社

·北京·

图书在版编目（CIP）数据

老祖宗传下来的老偏方. 叁，女人小病妙方 / 王维恒编著. — 北京：中国科学技术出版社，2018.9（2024.6 重印）

ISBN 978-7-5046-7869-0

Ⅰ.①老… Ⅱ.①王… Ⅲ.①妇女保健－土方－汇编 Ⅳ.① R289.2

中国版本图书馆 CIP 数据核字 (2018) 第 180976 号

策划编辑	焦健姿
责任编辑	黄维佳
装帧设计	长天印艺
责任校对	刘 健
责任印制	徐 飞

出 版	中国科学技术出版社
发 行	中国科学技术出版社有限公司销售中心
地 址	北京市海淀区中关村南大街 16 号
邮 编	100081
发行电话	010-62173865
传 真	010-62173081
网 址	http://www.cspbooks.com.cn

开 本	710mm×1000mm 1/16
字 数	198 千字
印 张	15
版 次	2018 年 9 月第 1 版
印 次	2024 年 6 月第 2 次印刷
印 刷	河北环京美印刷有限公司
书 号	ISBN 978-7-5046-7869-0 / R · 2291
定 价	49.00 元

丛书编委会

主　审　国医大师　李济仁

主　编　王维恒

副主编　杨吉祥　张卫阳

编　者　（以姓氏笔画为序）

　　　　王　芳　王　君　王　婷　王维恒

　　　　王赛赛　杨吉祥　汪　文　张卫阳

　　　　胡　芳　黄　芳　董海燕

内容提要

　　《老祖宗传下来的老偏方·叁：女人小病妙方》是由十余位中医专家联袂编写而成的大众中医科普力作。全书针对现代女性常见病、多发病的特点，遴选了近30种病症，粹选了切于实用、灵验奇效的偏方200余首，并结合中医学理论和西医学原理，对每首偏方的用药依据、科学原理和适应证进行了深入浅出的分析。本着"弃其糟粕，取其精华"的精神，书中摒弃了一些缺乏科学性、实用性，甚至对人体不利的民间治疗方法。所选偏方均安全有效，来源可靠，配方简单，取材方便，易于操作，成本低廉，有助于读者及患者掌握和应用。本书作者寄希望于教会读者更好地爱护自己、爱护家人。

前　言

　　所谓偏方，指药味不多，大众所未知者，而对某些病症具有独特疗效的药方。自神农尝百草以来，中医药历经五千年而不衰，留下来的偏方更是历久弥坚，绝非西药所能替代。

　　民间素有"小偏方治大病""单方气死名医""不信偏方不治病"之说，几乎有口皆碑，深入民心。例如，治风湿性关节炎，用雪莲花15克，黄酒100毫升，将雪莲花浸入黄酒中，7天后饮用，可达到温中散寒，活血通络，祛湿消炎的理想疗效；若不慎皮肤上生有瘊子，可用牛倒嚼沫适量，涂擦患处，连续7天，可以治愈；一根大葱就能治感冒风寒，还能治疗许多疾病；一块生姜就可治多种病症；刚摘下的绿叶就能使癫痫患者马上苏醒……这些民间偏方简单易行，疗效显著，方便实用，花小钱治大病，甚至很多是不花分文就能治好疑难杂症，连西医界名家们也拍案称奇，如非亲眼所见，好像天方夜谭，使人们不得不感叹中医之伟大，中国偏方之神奇妙用。

　　有人说中医药是国粹，更有人说民间偏方是"国宝"，是中华医药宝库中的一朵奇葩。正因为中华医学的博大精深，使得许多当代著名的中医学家辛勤不倦，遍收古今，广采博引，集腋成裘，荟以成集，为本已浩瀚如烟的中医文献增添了瑰丽的篇章。

偏方是老祖宗代代相传下来的宝贵遗产，为不使此多种中华药库中之瑰宝流失，使诸多有效的治疗方法造福于广大患者，笔者与同道们多方搜集"切于实用、灵验奇效"之偏方，并在临床上对收集的偏方、单方加以验证，又本着"撷取精华、重在实效"的原则编撰此书，选方立足于家庭，着眼于"简、便、廉、验"。寄希望于使丛书能深入到每一个家庭，成为寻常百姓家庭防病、治病、康复、养生的必备读物。

本书广泛搜集了老百姓常用的民间偏方，本着"弃其糟粕，取其精华"的精神，摒弃了一些缺乏科学性、实用性，甚至对人体不利的民间治疗方法，汇编了大量有效、无毒的民间偏方。丛书所收偏方有的来自杏林名家，有的来自家传，有的是佚人秘方，有的是从民间辑录，更多的是编者通过临床实践检验的总结。这些民间偏方防治疾病的范围非常广，涵盖了内、外、妇、儿、五官、皮肤等多科常见病，且组方合理，取材方便，成本低廉，非常适合现代家庭应用。本书语言通俗易懂，可适合不同年龄、不同层次的读者阅读。

王维恒

目 录

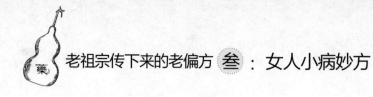

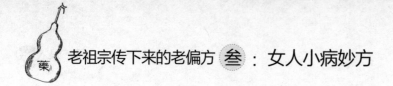

治女子痛经，以"通"为用，通则不痛

症　状　痛经，月经期前后或月经期少腹疼痛
老偏方　当归生姜羊肉汤；以"通"为用之偏方种种

李女士今年 27 岁，已经被痛经困扰好几年了。她做了妇科检查及 B 超检查，并未发现器质性病变。排除了妇科炎症和子宫内膜异位症，也排除了其他妇科疾病之后，李女士被确诊为原发性痛经。每次月经来潮，她都会感到小腹疼痛异常，

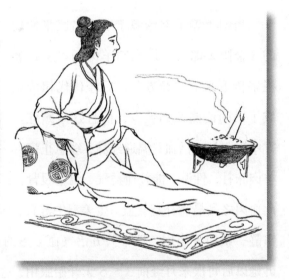

为此尝试过很多中药和西药。有位医生建议她服用避孕药治疗，开始几个月确实有效，但是她担心长期服用避孕药会干扰内分泌，得不偿失，因而来我处就诊。

　　刻诊：患者每于经前或经期小腹绵绵作痛，并有下坠感，喜按，按之痛减，平时形寒肢冷，四肢不温，唇甲淡白，舌质淡，脉虚细。考虑到李女士是气血亏虚，脾肾阳气不足，是虚寒性痛经，应该用益气血、补脾肾、温通经脉的方法治疗，我开了下面一则处方。

◎当归生姜羊肉汤

组成：当归 30 克，羊肉 125 克，生姜 30 克。

用法：同入锅中，加水适量，炖至羊肉烂熟后，去药渣，酌加
调味品，食羊肉饮汤。每日 1 剂。

功效：温经养血止痛，适用于气血亏虚而致痛经者。

当归生姜羊肉汤源于东汉名医张仲景的《金匮要略》。用当归羊肉汤本来是老祖宗传下来的"经方"，后经代代相传竟成了民间治痛经的偏方，而且疗效颇佳。方中当归补血活血，温通经脉，缓急止痛。羊肉味甘，性温，能补血益气、温中暖肾，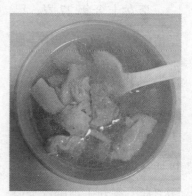此血肉之品最能补益气血。生姜温中健胃，所含生姜油、姜辣酮有抗炎、镇静、镇痛等作用。这个验方治气血亏虚的虚寒性痛经尤为适宜。我告诉她以后每次来月经前 3 ～ 5 天开始服用，这样更能缓解月经期的腹痛。

我还为李女士介绍了非常简单的穴位敷贴法作为辅助治疗。

方法一：取关元穴（腹正中线上，脐下 3 寸），用 1/2 张麝香壮骨膏分别贴于以上穴位，并用拇、示指按压，每日 3 ～ 5 次，每次 10 ～ 15 分钟。2 ～ 3 天更换 1 次贴膏。

方法二：取急性子或王不留行子，用伤湿止痛膏贴于三阴交穴（位于小腿内侧，足内踝上缘三指宽，在踝尖正上方胫骨边缘凹陷中），并每日以拇指在该穴上施以按压，每日 3 ～ 5 次，每次 10 ～ 15 分钟。

再就是自我按摩。方法：仰卧于床，先将两手搓热，然后将两手放在小腹部，先由上至下按摩 60～100 次，再从左到右按摩 60～100 次，最后转圈按摩 20 次，以局部皮肤红润为宜，每日早晚各 1 次。按摩法的原理，据《素问·举痛论》记载："血不得散，小络急引，故痛。按之则血气散，故按之痛止。"所以，通过腹部按摩，能达到通血脉、行气滞的效果，对于痛经正合适。

李女士按照我教的方法调治了 3 个月经周期，从此告别了痛经。

痛经又称"经行腹痛"，是指月经期前后或月经期少腹疼痛。痛经多见于未婚未孕的青年女性，自初潮起即有痛经，疼痛多在月经来潮后数小时，亦可在经前一二天开始疼痛，经期加重。疼痛多为下腹绞痛或坠胀痛，可放射至腰骶部、肛门、会阴部等；若为膜样痛经，在排出大块脱落子宫内膜时疼痛加剧，一旦排出，疼痛则迅速减轻。疼痛可持续数小时或几天不等，其程度亦因人而异。近年来，由于少女的青春期提前，以及追求瘦身使原发性痛经在临床上有上升趋势。

中医学认为，痛经的产生是致病因素通过经期及经期前后的生理变化，在体质因素的影响下，造成了胞宫经血流通受阻，引起疼痛，即所谓"不通则痛"；或气血亏虚而致"不荣则痛"，因而发生痛经。西医学认为，痛经与体内的前列腺素水平有关。在月经前 48 小时，子宫内膜的前列腺素生成达到最高峰，就会导致子宫血管收缩，缺血缺氧，然后就产生了疼痛。这与中医学讲的气血不畅是一回事。

痛经的治疗以调理冲任气血为原则，经期重在止痛以缓急，平时辨证求因以治其本。实证者痛经较甚，重在经前、经期治疗，平时配合用药；虚证者以本虚为甚，痛经较轻，重在平时调补，经期配合用药。总之，选择偏方治痛经也不能离开辨证施治的基本原则。

1. 气血两亏

多见于体质较虚弱者，临床表现为经期或经后小腹绵绵作痛，并有下坠感，喜按，按之痛减，唇甲淡白，舌质淡，脉虚细。宜选用具有益气养血，缓急止痛功能的方药。

◎归芪茶

组成：当归 10 克，黄芪 15 克，大枣 5 枚。

用法：共研成粗末，沸水冲泡，当茶饮。可于行经前 5 天开始服用，行经 2 天后停服。方中当归养血，黄芪益气，大枣益心脾而和营，适用于气血虚弱之痛经。

◎当归茶

组成：当归 6 克，川芎 2 克。

用法：沸水冲泡 20 分钟后代茶饮。当归补血调经，川芎活血止痛，故可治血虚痛经。

---

2. 肝郁气滞

疼痛多发生在月经来潮前，呈胀痛，经血紫暗，月经周期常后错；还伴有经前乳房胀痛、胸闷不舒等，脉弦。宜用疏肝解郁，调经止痛类方药。

◎月季花茶

组成：月季花 10 克，红茶 1.5 克，赤砂糖 25 克。

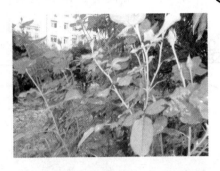

用法：凡月经前 1～2 天或经期微有小腹胀满隐痛、经量较少者，可在月经来潮前 3～4 天取本茶剂，以沸水冲泡代茶饮服，连续服用 1 周左右。

◎玫瑰花茶

组成：玫瑰花 15 克，绿茶 5 克。

用法：沸水冲泡代茶。

功效：玫瑰花性微温，味甘、辛，有行气解郁、和血散瘀之功。《本草正义》说："玫瑰花，香气最浓，清而不浊，和而不猛，柔肝醒胃，行气活血，宣通窒滞而绝无辛温刚燥之弊。"故对肝郁气滞而兼有血瘀（经血紫暗或夹紫血块）的痛经患者最为适宜。

◎泽兰叶茶

组成：绿茶 1 克，泽兰叶（干品）10 克。

用法：用刚沸的开水冲泡大半杯，加盖 5 分钟后可饮。头汁饮之快尽，略留余汁，再泡再饮，直至冲淡为止。

功效：疏肝健胃，活血化瘀，通经利尿。对月经提前或错后，
经血时多时少，气滞血阻，小腹胀痛者甚宜。

◎ 当归益母草蛋

组成：当归10克，益母草30克，鸡蛋3个。

用法：将当归、益母草、鸡蛋加清水煮至鸡蛋熟后，去壳再煮
片刻，去渣取汁，饮汤食蛋，每次1个，每日分3次服，
连续5～7天。

功效：活血行气、化瘀止痛，适用于血瘀痛经，经色紫暗有块，
血排出后疼痛减轻者。

◎ 山楂葵仁饮

组成：干山楂30克，葵花籽仁15克。

用法：上2味共放锅中炒焦黄，研末，再加红糖60克，拌和均匀。
分早晚2次，开水冲服。

功效：活血散瘀止痛，适用于血瘀痛经。

◎ 血藤炖河蟹

组成：鸡血藤30克，河蟹250克。

用法：将上2味洗净后，加清水适量，置瓦罐中，文火炖沸后，

调入米酒适量，炖至河蟹熟后，趁热饮服，每日 1 剂，连续 5～7 天。

功效：活血化瘀，通经止痛，适用于经前或经行小腹胀痛，按压痛甚或伴有胸胁乳胀者。

◎延胡索益母草枣蛋

组成：延胡索 10 克，益母草 30 克，大枣 10 枚，鸡蛋 3 个。

用法：将延胡索、益母草、大枣、鸡蛋加清水适量煮至鸡蛋熟后，去壳再煮片刻，去渣取汁，饮汤食蛋，每次 1 个，每日 3 次。

功效：活血理气，祛瘀止痛。适用于经行量少，血瘀作痛，舌质紫暗有瘀点或瘀斑者。

3. 寒凝血瘀

少腹冷痛拒按，得热痛减，经色暗红或夹紫血块，苔薄白，脉沉紧。治宜温经散寒止痛。

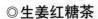

◎生姜红糖茶

组成：生姜（切片）10 克，山楂 15 克，红糖 15 克。

用法：开水冲泡 15 分钟后加入红糖，当茶温服，每日 1 剂。

◎香桂痛经茶

组成：香附10克，乌药10克，延胡索10克，肉桂3克，细辛3克。

用法：将诸药研碎成末，以沸水冲泡代茶，每日2剂，连服3～5天。凡因外受寒湿或情志不畅等因素，引起月经前或行经时小腹隐痛、时感胀满或时感小腹阴冷、遇热则舒者，均可服用。

◎桂枝大枣汤

组成：桂枝10克，大枣10枚，山楂15克，红糖30克。

用法：将桂枝、大枣、山楂水煎取汁，加红糖煮沸后趁热饮服，每日2次。

功效：温经散寒，活血止痛。适用于经前或经期小腹疼痛，得热痛减，经行量少等。

◎姜枣花椒汤

组成：生姜30克，大枣10枚，花椒20克，红糖适量。

用法：将姜、枣、椒水煎取汁，加红糖烊化饮服，每日2次。

功效：温经散寒止痛。适用于寒凝气滞，经行不畅，色暗有块，畏寒肢冷之痛经。

痛经患者应保持心情舒畅，切勿在经前有紧张、恐惧感。经期忌生冷或刺激性食物，忌涉水及游泳等，经期禁房事，寒凉、滋腻药物慎用。饮食起居有常，虚证患者平时要加强营养和体育锻炼。服药要遵医嘱，坚持周期性治疗。

 温馨提示

偏方外用治痛经

◆ **白药填脐法** 取云南白药适量，白酒调为稀糊状，填于肚脐处，外用胶布固定，并可用热水袋热熨肚脐处，每日2～3次，每次10～15分钟，药糊每日1换，连续3～5天。

◆ **敷涌泉法** 取白芥子12克，研为细末，加面粉适量，米醋调为稀糊状，外敷足心涌泉穴，包扎固定，每日1换，还可配合外敷关元、气海穴。

◆ **足浴疗法** 取益母草、香附、乳香、没药、夏枯草各20克，水煎2000毫升足浴，每次15～20分钟，每日1次，连续3～5天。

◆ **外敷疗法** 用川乌、草乌各5克，共研细末，再用葱汁、蜂蜜调匀，外敷少腹部疼痛处，每敷2～3小时，每日1次。

疗女子倒经，以"平"为期，逆者平之

症　状　经期鼻衄，甚则吐血

老偏方　蒜泥外敷方；止衄茶、汤、粥方

倒经，中医学又称为"经行吐衄""逆经"。月经是性成熟妇女生理表现的主要特征，是在内分泌系统的周期性调节下，子宫内膜发生周期性变化而出现的周期性子宫出血，属于正常生理现象。而倒经是指妇女于经行前后或正值经期，就会出现有规律的、周期性的鼻血，有的还会伴有吐血、外耳道流血、眼结膜出血、便血等，西医学称为"代偿性月经"或"替代性月经"，此种现象若反复发作不愈，往往会导致月经周期紊乱，严重者会引起贫血症而影响身体健康。

中医学认为，火热气逆、热伤经脉是发生本病的主要机制，而伴随月经周期性发作又与经期冲气偏盛和患者体质有密切关系。妇女经前或经期气血汇聚冲脉，血海盛实，冲气较盛，若患者平素情志不畅，肝经郁火，或肺肾阴虚，虚火上炎，或平素嗜食辛辣燥热，胃中伏火上攻，均可扰及冲脉，导致"冲之得热，血必妄行"，则血逆上溢而发为吐衄。中医学本着"热者清之""逆者平之"的治疗原则，常以清热降逆、引血下行为治疗倒经的基本方法。

一天我正在坐诊，有位徐姓女士由其丈夫陪伴而来，我一眼就看出患者是鼻出血，因为鼻腔还塞着棉花，透着血迹。询其病情，原来徐女士并不是一般的鼻衄，而是中医学上所说的"倒经"。这位患者经期或经后鼻出血已有2年，量或多或少，血色鲜红或暗红，平素有头晕耳鸣、潮热、咳嗽、手足心发热、唇红而干等症状，舌红无苔，脉细数。我考虑是阴虚肺燥型倒经，宜滋阴降逆、润肺清火。于是为她开了自拟滋阴降逆汤：生地黄、麦冬、玉竹各15克，枇杷叶、旋覆花、竹茹各10克，墨旱莲30克。水煎服，每日1剂。因尚在鼻出血未止之时，本着"急则治其标"的原则，所以我嘱其回家立即用蒜泥外敷足心，以冀速效。

◎蒜泥外敷方

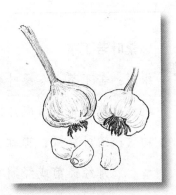

以大蒜（紫皮独头蒜为佳）去皮捣烂如泥，做成直径约4厘米，厚度约0.5厘米的圆饼，贴于足心，然后以纱布固定。左鼻孔出血者贴右足心，右鼻孔出血者贴左足心，双鼻孔俱出血者贴双足心，鼻血止后，即拭去蒜。对习惯性鼻衄者，可在鼻衄或未衄之时，贴双足心，蒜泥面积可稍大；敷蒜时间依患者之耐受力而定，一般应持续1～2小时。随着敷蒜时间的延长，足心皮肤会起一大疱，无须用药处理，可以消毒纱布敷盖数日。

我用滋阴降逆汤内服配合蒜泥外敷方治女子经期鼻衄，临床上屡用屡验。一般内服中药均在月经前的3～5天开始服用，每日1剂。对于有习惯性倒经病史的女性，蒜泥外敷方也可在月经来潮时立即使用，以预防倒经的发生。徐女士依我的医嘱连续用药3个月经周期，从此再未发生经期鼻出血。

中医治疗倒经症一般都是按"急则治标，缓则治本"的原则施方。当鼻出血或吐血较多时，当务之急是止血。一是冷敷止血：即让患者取坐位，头后仰，将冷水毛巾敷于前额。并用干净棉花浸透冷水，敷于鼻梁骨上，上齐双目，下齐鼻尖。二是压迫止血：即用手指分别压迫两侧迎香穴，或压迫出血的同侧鼻翼，同时将大蒜捣成泥，敷于双足心。

下列几则小偏方对经期鼻衄有较好的辅助治疗作用，可酌情选用。

◎桑叶苦丁茶

组成：苦丁茶、冬桑叶各15克，冰糖适量。

用法：前2味水煎取汁，入冰糖溶化即可。

功效：清肝解郁，凉血止血。主治肝经郁热型经行吐衄，症见月经提前或经期有规律性的吐血、衄血，血量较多、色红，伴头晕耳鸣、烦躁易怒、两胁胀痛、口苦、舌红苔黄等。

◎茅根小蓟茶

组成：白茅根60克，小蓟50克，藕节30克。

用法：煎汤，代茶饮，每日1剂。

功效：清热，凉血，止血。适用于经期鼻衄属血分有热者。

◎桑茅茶

组成：桑叶12克，白茅根30克。

用法：煎汤代茶频饮。

功效：清肺热，凉血止血。适用于经期鼻衄属肺热上犯鼻窍者。

◎生地黄粥

组成：生地黄30克（鲜品60克），粳米100克。

用法：加水熬煮粥食用，每日1剂，早餐时服用。

功效：清热，凉血，止血。适用于经期鼻衄属血分有热者。

◎止衄蛋花汤

组成：鸡蛋1个，玉竹9克，百合9克，白及12克。

用法：将鸡蛋打入碗中，搅撒开；用玉竹、百合、白及3味药

加水煎汤，以煎沸之药汤冲鸡蛋服食。

功效：养阴，清热，止衄。适用于倒经属阴虚血热者。

◎倒经鼻血茶

组成：生大黄、熟大黄各6克，泽兰10克，红花6克。

用法：上药捣碎，置保温瓶中，冲入沸水适量，泡焖15分钟后，

分2次代茶温饮。每日1剂。

功效：清热降逆，行血散瘀。主治倒经鼻衄或吐血。

注意：如果血虚气弱或脾胃虚寒、大便不实者则不适宜用。

 温馨提示

倒经女子的康复调理

倒经的患者，首先是要消除思想上的恐惧心理，避免精神紧张，注意休息；禁辛辣、刺激性食品；采取药物止血如口服云南白药或配用消毒棉花填塞鼻腔止血。经常发生倒经的女子，最好是在下次月经来潮前3天内，根据中医辨证服用相应的中药治疗，以防患于未然。

此外，有倒经史的女性还可在医生指导下，适当选择中成药予以调理。如：①丹栀逍遥丸，每次6～9克，每日3次，经前3天开始服用。用于肝郁火盛所致的倒经。②知柏地黄丸，每次6克，每日3次，淡盐水送服。用于阴虚火旺，血热妄行之倒经。

月经过多不用怕，莲房焦末米汤下

症　状　经血过多，或崩漏下血，淋漓不止

老偏方　瑞莲散；莲房丸；莲蓬荆芥散；莲壳散

　　李女士今年 38 岁，有月经过多的毛病，此次行经已 10 天，量多而不止。同事推荐她用莲房熬水喝，虽然月经量有所减少，但用了 2 天效果不是很理想。她询问我，用这个偏方有没有道理，为什么效果不佳，我告诉她：莲房就是去除莲子的莲蓬壳，简称莲壳，用于月经过多，女子崩漏的确有一定疗效，这在古代医籍中早有记载。但以烧存性（一种中药炮制方法，即把莲房烧至外部焦黑、里面焦黄为度），研成细末服，效果就明显了。因此，我为她介绍了古代医家用莲房止血的 4 个偏方，她服用瑞莲散 2 天后血止而安。

◎瑞莲散

组成：陈莲房适量。

用法：将莲房烧存性，研末，备用。每次服 6 克，每日 2 次，以温热酒 50 毫升送服。不善饮酒者，可以热米汤调服。

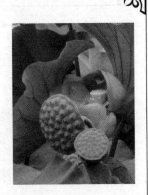

功效：方出《妇人经验方》。用以治经血不止。

莲房入药，功在止血。《本草纲目》说："莲房，消瘀散血，与荷叶同功，亦急则治标之意也。"《本经逢原》云："莲房，功专止血，故血崩、下血、溺血，皆烧灰用之。"中医学认为，莲房味苦、涩，性温，具有消炎、止血、调经祛湿的功效，常用于散瘀止带，月经过多，血崩，胎漏下血，瘀血腹痛，产后胎衣不下，血痢，血淋，痔肿脱肛，皮肤湿疮。同时，莲房去子后煮茶饮用还可预防糖尿病，降低血脂。服用的办法一是煎水喝，二是烧存性，研成细末内服。临床观察表明，莲房对于缓解月经过多确实有效。

◎莲房丸

组成：莲房30克，面粉50克。

用法：将莲房烧存性，研成细末，与面粉加适量水调和，搓成梧桐子大小的丸，干燥备用。每次15克，每日2次，米汤或温热黄酒送服。

功效：方出《朱氏集验方》。治经血不止，漏胎下血。

◎莲蓬荆芥散

组成：荆芥30克，莲房（烧存性）30克。

用法：将上药共研为细末，贮瓶备用。每次服9克，食前以米饮汤调下。

功效：此方出自宋代的官修药方《太平圣惠方》。书中称：

"治室女血崩，不以冷热皆可服。"方中荆芥能疏风，散瘀，止血。《神农本草经》载荆芥"下瘀血"；《滇南本草》载"治吐血……治便血，止女子暴崩"；《本草纲目》载能治"吐血，衄血，下血，血痢，崩中"等出血证。

◎莲壳散

组成：莲房（烧存性）15克，棕榈（烧灰）15克，醋制香附6克。

用法：将上药共研为细末，贮瓶备用。每次以米饮调服9～12克，饭前服。

功效：此方出自金元张从正的《儒门事亲》。治女子血崩、经血不止，现代亦用于女子功能失调性子宫出血。方中棕榈味苦、涩，性平，功能收涩止血。常用于吐血，衄血，尿血，便血，崩漏下血等证。香附调经止痛，兼有止血之功。《本事方》曾用单味香附子（去皮毛，略炒）为末，每服10克，清米饮调下，"治下血不止或成五色崩漏"。

什么是月经过多？月经周期正常，而月经量明显增多，或经期持续超过7天，总量亦增加（超过80毫升）者，称为月经过多，古医籍亦有简称"经多"。本病的诊断要点是经量明显增多，在一定时间内能自然停止。

经血过多证较多出现在青春期少女、生育年龄的妇女及绝经前后的妇女身上。这是因为青春期的少女肾气未发育充盛，冲任不固，不能制约经血导致经血过多；生育年龄的妇女则由于生育过多、生育期的胎前、产后调理不好或流产等原因致使肾气损伤，冲任失调引致经血过多；而绝经前后则因为肾气渐衰，以致冲任失调。

治疗经血过多首先要准确辨证分型，主要方法是观察经血的情况，加以辨证。气虚型经血色淡清稀如洗肉水；血热型经血色鲜红或深红，黏稠或有血块；瘀血型则经血色紫暗有块，或伴痛经，瘀血排出后则经量会减少。气虚宜益气摄血，血热当清热凉血，血瘀应活血化瘀。因此，对于月经过多也要讲究辨证施治。下面就根据不同证型的月经过多，选择若干则药茶调理的偏方予以介绍。

1. 气虚证

月经量多，经色淡红，质地清稀，经期延长，兼见面色无华，或面色萎黄，气短懒言，神疲乏力，心悸怔忡，舌淡苔薄，脉象细弱。治法：补气摄血。

◎莲子花茶

组成：莲子30克，花茶3克，冰糖20克。

用法：将莲子用温水浸泡数小时后，加冰糖炖烂备用；将花茶用沸水冲泡5～10分钟后取汁，与莲子汁冲匀，即可饮用。

功效：《玉楸药解》说："莲子甘涩，甚益脾胃，而固涩之性，

最宜滑泄之象。"莲子甘可补脾，养心益肾，涩可固脱；

辅以冰糖补中益气；花茶为佐使，理气解郁。三药合用，

补而不滞，而达气行则血行，补气以摄血之目的。

◎黑木耳红枣茶

组成：黑木耳30克，大枣20枚，茶叶10克。

用法：煎汤代茶频饮。每日1剂，连服7天。

功效：补中益气，养血调经。适用于气不摄血之月经过多。

2. 血热证

经来甚多，经色鲜红或深红，质稠黏有光泽，小腹作胀，血流出自觉有热感，可见唇干红，口渴，心烦，小溲短黄，大便燥结，舌红苔黄，脉数有力。治法：清热凉血，止血固冲。

◎莲蓬芙蓉茶

组成：莲房15克，木芙蓉花15克，冰糖15克。

用法：以上前2味加水煎汤，去渣取汁，加入冰糖，代茶频饮。

功效：清热凉血，消肿解毒。适用于血热型月经过多。

宋代陈自明（良甫）所著《妇人大全良方》记载："治经血不止：拒霜花、莲蓬壳等分。为末，每用米次下二钱（约6克）。"此方之"拒霜花"即是木芙蓉花。现代具体用法：木芙蓉花、莲蓬壳各等份，干燥后共研为细末，每次6克，每日3次，用米汤送服。木芙蓉花味辛，性平，功能清热解毒，凉血止血，消肿止痛。常用于治疗痈肿，疔疮，烫伤，肺热咳嗽，吐血，崩漏，白带，跌打损伤等。

◎黑白茶

组成：墨旱莲30克，白茅根30克，苦瓜根15克，冰糖适量。

用法：将诸药洗净，加水适量煎取药汁，再加入冰糖调味即可。

　　　每日1剂，不拘时代茶饮。

功效：滋阴清热，凉血止血。

◎仙鹤草茶（民间验方）

组成：仙鹤草60克，荠菜50克，茶叶6克。

用法：上3味同煎，每日1剂，随时饮用。

功效：止血。适用于崩漏及月经过多。

◎地锦草茶

组成：鲜地锦草50～100克（干品30克）。

用法：水煎代茶饮，每日1剂，至经净。

功效：用于血热型月经过多。

◎青蒿丹皮茶

组成：青蒿6克，牡丹皮6克，茶叶3克，冰糖15克。

用法：将青蒿、牡丹皮洗净，与茶叶同放杯中，用开水浸泡15～20分钟后，再加入冰糖溶化。每日1剂，不拘时饮用。

功效：方中青蒿能清透伏热，牡丹皮清热凉血止血，冰糖补中益气，并能防止青蒿、牡丹皮之苦寒伤胃，共奏清热凉血、止血之功。

3. 血瘀证

经行量多，紫黑有块，少腹冷痛拒按，血块排出疼痛减轻，舌质紫暗或有瘀斑、瘀点，脉象细涩。治法：活血化瘀止血。

◎菜薹茶

组成：油菜薹120克，蜂蜜适量。

用法：将油菜薹洗净，切碎略捣，绞取汁液，兑入蜂蜜，调匀。每次服2～4汤匙。

功效：适用于血瘀引起的月经过多。

◎止血葡萄茶

组成：葡萄干30克，蜜枣25克，红茶2克。

用法：上3味共放入砂锅内，加水400毫升共煎，煮沸5分钟，
　　　分3次服，每日1剂。

功效：化瘀止血，适用于功能失调性子宫出血及血瘀型月经过多。

温馨提示

月经过多重调养，谨防隐藏妇科病

　　月经过多者要注意自我调养，消除恐惧心理，避免不良刺激，树立战胜疾病的信心，保持愉快的心情和乐观的情绪；要注意经期卫生，保持外阴部清洁，防止感染；平时少吃辛辣、刺激性食物，增加蛋白质的摄入，多吃些禽类、鸡蛋、牛奶、动物的肝和肾、鱼、豆制品等，以增强体质，保证月经正常运行。

　　值得注意的是，月经量多容易被女性忽视，其实，这很有可能是某些疾病的表现，需要大家提高警惕。一旦出现经血过多，首先要与无排卵型功能失调性子宫出血相鉴别。另外，避孕方式不当、盆腔炎、阴道炎等都会影响月经的量。如有不规则出血、经间出血、性交后出血，或经血突然增加、盆腔痛、经前腹痛，则提示可能有器质性疾病。因此，建议出现上述症状的女性朋友及时到医院接受检查，查明病因，以便早诊早治。

月经量少莫大意，细究病因早调理

症　状　月经周期基本正常，经量明显减少，甚至点滴即净

老偏方　益母草大枣鸡蛋汤；调经药膳诸偏方

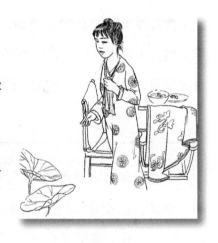

月经周期基本正常，经量明显减少，甚至点滴即净；或经期缩短不足 2 天，经量亦少者，均称为"月经过少"。经血量少，色淡或深红，或紫暗有瘀血块，属月经病。月经过少常与月经后期并见，常伴体重增加。该病发生于青春期和育龄期者，可发展为闭经，甚至导致不孕；发生于更年期者则往往进入绝经。

那么，如何判断月经量的过多或过少呢？

月经是周期性子宫出血的生理反应，一般每次月经量 30 毫升为太少，180 毫升为过多。正常者应该为每次 60 毫升。这就需要我们平时留意卫生巾的使用量，每个周期不超过两包。假如每次用三包卫生巾还不够，每片卫生巾都是湿透，就属于经量过多；相反，每次月经一包都用不完，则属经量过少，应及早去看医生。

我在门诊遇到月经量少的女性相当多，对其中属气血亏虚或血虚夹瘀者，坚持服用几个周期的药膳食疗方，基本上都能治愈；对于卵巢早衰、

多囊卵巢综合征引起的月经量少，甚至闭经的患者，在辨证论治运用中药治疗的基础上辅以偏方食疗，常能收到事半功倍的效果。

　　小菁就曾遭遇过月经量少的烦恼。37岁的小菁过去月经一直是正常的，生下孩子1年后，不知道什么原因月经量越来越少，就是第一天多些，后两三天几乎没有了，而且每次月经总会拖延六七天来潮，来潮的第一天还伴有小腹隐痛。我通过诊查后告诉小菁，她月经过少的原因主要是产后失于调养，气血亏虚，血虚夹瘀所致，治宜益气养血，活血调经。我没有给予大补气血之剂，而是嘱其先服"益母草大枣鸡蛋汤"食疗。于上次月经来潮的第20天开始，连续服用5～7剂，经期停服，经后再服3剂。小菁抱着试试看的心态如法服用了3个周期，效果果然不错，月经量明显增加，痛经也减轻了不少。

◎益母草大枣鸡蛋汤

组成：益母草30克，大枣15
　　　枚，鸡蛋2个。

用法：将大枣、益母草冲洗一
　　　下，用清水浸泡15分
　　　钟；鸡蛋冷水下锅，水
　　　开后煮5分钟捞出鸡蛋

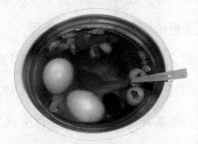

去壳；益母草装入料包，和鸡蛋、大枣一起下锅加清水炖煮；水开后小火炖煮30分钟，捞出药包，下红糖煮至融化关火，即成。喝汤，吃红枣与鸡蛋，每日1剂，可连服3～5剂。

功效：益母草大枣鸡蛋汤具有温经养血、祛瘀止痛的功效，是从古至今民间一直沿用的一款女性活血养颜汤，吃蛋饮汤可补肝养血，祛瘀生新，活血调经，适宜于血虚夹瘀之月经量少者。

用于女性月经量少的药膳偏方还有很多，但要在中医师的指导下对症选用。兹列数则如下，以飨读者。

◎ 当归鸡蛋红糖饮

组成：当归9克，鸡蛋2个，红糖50克。

用法：当归煎水取汁后，打入鸡蛋煮熟，入红糖调匀。于上次月经干净后的第15天开始服用，每日或隔日食1次，连服3～5剂。

功效：养血滋阴，活血调经。适用于妇女血虚所致月经过少。

◎ 阿胶糯米粥

组成：阿胶20克，糯米100克，红糖适量。

用法：先将阿胶捣碎，放入锅内用火炒至黄色，再研成细末待用。将糯米煮粥，待煮至九成熟时，加入阿胶粉和红糖，边煮边搅拌，待粥稠胶化即可取食。

功效：养血止血，滋阴补虚。用于血虚引发的月经量少，颜色较淡，经期还会伴有头晕眼花、心悸无力，面色萎黄、下腹空坠等症状。

◎**益气养血膏**

组成：黄芪 100 克，人参 50 克，当归 80 克，大枣 20 枚，红糖 100 克。

用法：前 3 味药加水煎煮 3 次，取汁浓缩至 500 毫升；再将大枣用文火煮烂，取汁及枣泥，入前述所取药汁中同煮成稀膏后，加入白糖收膏，贮瓶备用。开水冲服，每次 20 克，每日 3 次。

功效：益气养血，活血调经。用于气血不足，月经量少或点滴即净，色淡，或伴有头晕眼花、心悸无力、面色萎黄、下腹空坠等症状。

◎**气血双补酒**

组成：全当归 90 克，白芍 60 克，生地黄 120 克，川芎 30 克，人参 30 克，炒白术 90 克，白茯苓 60 克，炙甘草 45 克，五加皮 240 克，小红枣、核桃肉各 120 克，糯米酒 2000 毫升。

用法：将上药切薄片，用绢袋盛好，浸于酒中，密封，隔水加热约 1 小时后，取出埋土中 5 天，然后取出静置 1 天，过滤后贮瓶备用，每次温饮 1～2 小盅（20～30 毫升），每日 2 次。

功效：适用于气血亏虚之月经过少。症见面色苍白或萎黄，头晕目眩，四肢倦怠，腰酸膝软，气短懒言，心悸怔忡，饮食减少，舌淡苔薄白，脉细弱或虚大无力。

◎枸杞当归蒸乌鸡

组成：枸杞子60克，当归30克，白酒50克，乌骨鸡1只，生姜、食盐、味精各适量。

用法：先将枸杞子、当归洗净切片后装入纱布袋中，用一半白酒浸泡6～8小时；另将鸡宰杀洗净，用另一半白酒加盐拌匀后涂抹于鸡身内外。把装有枸杞子、当归的药袋和生姜纳入鸡腹内，置于容器中，上笼用武火蒸1小时，再改用文火蒸1小时，停火除去药袋和生姜，把鸡斩块装盘，汤汁加味精后浇在鸡块上即可服食。

功效：补肾，养血，调经。用于肾虚引起的月经量少，颜色较淡，月经期间感觉腰酸膝软、足跟痛、头晕耳鸣、尿频等症状。

◎枸杞羊肉汤

组成：羊腿肉1000克，枸杞子50克，调料适量。

用法：羊肉洗净，整块用开水煮透后，捞出放冷水中洗净血沫，切块。锅中油热时，下羊肉、姜片煸炒，烹入料酒炝锅，翻炒后倒入枸杞子，清汤（2000毫升）、盐、葱，烧开去浮沫，改用文火炖1～1.5小时，待羊肉熟烂，去葱、姜，加入味精即可。分餐食用，每周2剂。

功效：温补脾肾，养血调经。适用于脾肾虚寒，虚劳不足，月经量少色淡，面黄肌瘦，或伴有腹部冷痛、体虚怕冷、腰膝酸软、足跟痛，头晕耳鸣，尿频等症状。

◎调经生化膏

组成：当归、益母草各30克，川芎、桃仁、甘草、牡丹皮各10克，炮姜5克，白蜜300克。

用法：前7味加水500毫升，煮取300毫升，去渣，加白蜜收膏。每服30毫升，每日3次。本方是从清代傅山（青山）《傅青主女科》生化汤变通衍化而成。

功效：活血化瘀，祛瘀生新。适用于血瘀之月经过少，症见经来量少色暗或夹血，少腹隐痛或刺痛。药理研究表明，生化汤基本方能明显升高失血性血虚小鼠的红细胞及血红蛋白含量，因而此膏方还有补血之功效。

◎牛膝炖猪蹄

组成：牛膝20克，猪蹄250克。

用法：将猪蹄洗净剁开，与牛膝同置锅内，加水适量炖熟（加米酒50毫升更佳），趁热食。

功效：《药品化义》认为，牛膝可用于"瘀血阻滞、癥瘕凝结、妇人经闭、产后恶阻，取其活血下行之功也"。猪蹄滋阴养血通络。本方有滋阴养血、活血调经之效。适用于瘀血停滞，血虚夹瘀所致之月经过少。

◎化瘀通经饮

组成：三棱30克，莪术15克，大枣30克。

用法：水煎取汁，分2天服，每日服2次，每次50毫升。

功效：适用于血瘀型月经量少者，症见经少色紫，有小血块，小腹胀痛拒按，血块排出后痛减。

◎ 山楂红糖水

组成：生山楂肉50克，红糖40克。

用法：山楂水煎去渣，冲入红糖，热饮。非妊娠者多服几次，经血亦可自下。

功效：活血调经。主治妇女经期错乱，月经量少属血瘀证者。

◎ 山楂消瘀膏

组成：山楂1000克，红糖250克。

用法：将带核的山楂去核，洗净后加入适量的水，用文火熬煮至熟烂，再加入红糖，熬煮10分钟，成为稠膏状即可。每次2汤匙，每日2次。

功效：活血化瘀。用于血瘀引起的月经量少、经血紫色伴有小血块，月经期间小腹胀痛，血块排出后痛楚自会减轻。

月经量少会给女性的身心健康造成很多的危害，主要有子宫内膜移位、宫颈炎、月经性关节炎、月经性皮疹、月经性牙痛及月经性哮喘等，还会引发女性的暗疮、头痛。如果是妇科疾病造成的月经量少还会影响女性的生育能力。所以女性朋友一定要重视起来，不可大意。

月经是女人的"晴雨表"，月经正常多身体康健，月经失常则杂病丛生。

不要再以为月经量少麻烦少，女性朋友对自己的身体健康需要重视起来，如果感觉症状严重，譬如明显的卵巢早衰、卵巢多囊综合征导致的月经量极少或闭经者，应及时就医。

 温馨提示

加强自我保健　防治月经过少

◆ **保证充足睡眠**　中医学认为"女子以血为本，以肝为先天"，养肝血对女人来说至关重要。最养肝血的不是食物，而是睡眠。最迟也要在晚上11：00以前入睡，才能使肝血得到滋养。

◆ **注意调整心态**　"肝藏血，主疏泄"，调节情志利养肝。肝的疏泄功能异常会造成月经异常，所以女性朋友必须调整好自己的心态，保持良好的心态非常必要。

◆ **防止身心劳伤**　强调劳逸结合，不要过于劳累。月经来潮时最好不要让自己太劳累。月经期间，最好保持休闲的生活，放松身心上的劳累。同时，一定要注意不要贪凉，特别是夏天不要蹚水，避免冒雨淋水。

◆ **注重饮食调养**　补充足够的铁质，以免发生缺铁性贫血。多吃含有铁和滋补性的食物如乌骨鸡、羊肉、鱼子、青虾、对虾、猪羊肾脏、淡菜、黑豆、海参、胡桃仁等滋补性的食物。经期前后饮食当忌生冷，以免寒凝血滞，妨碍经血畅行。

带下色白清稀，健脾益肾兼固涩

症　状　带下量多，色白清稀

老偏方　白果黄芪乌鸡汤；芡实莲子糯米鸡

俗话说"十女九带"，意思是说女子患"带下病"的很多。白带多甚至气味腥秽难闻时，令许多女性着实烦恼。当白带的量特别多时，每天都要垫着护垫就怕渗漏到裤子外面，那是何等的尴尬。

中医治带下病，首先要辨白带的量、色、质和气味。带下量多，色白或淡黄，质清稀，多属脾阳虚；色白质清稀如水，有冷感者属肾阳虚。对于脾肾两虚，运化失司，水湿滞于胞中而致带下量多，或伴有面色萎黄，肢软乏力、腰酸腿软者，多采用健脾除湿、补肾固涩法。在临床上，我常推荐的食疗方是白果黄芪乌鸡汤和芡实莲子糯米鸡，补虚止带，疗效相当不错。

◎白果黄芪乌鸡汤

组成：白果仁 30 克，黄芪 50 克，乌鸡 1 只（约 500 克），米酒 50 毫升。

用法：将乌鸡去内脏、头足，洗净，把白果放入鸡腹中，用线缝

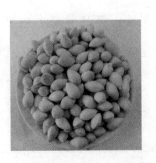

口，与黄芪一起放入砂锅内，加酒及水适量，用文火炖熟，

调味即可。分次饮汤食肉，隔日1剂。可连食3剂。

功效：健脾益气，固肾止带。

方中白果味甘、苦、涩，性平；入肺、肾经。能止带浊，缩小便。善治女子白带，白浊，小便频数。黄芪补气健脾，且有利湿之功。乌鸡被人们称作"名贵食疗珍禽"，早在唐代就被当作丹药的主要成分来治疗妇科疾病。因为它能治病疗疾，滋补强身，所以民间说它是"黑了心的宝贝"。中医学认为，乌鸡味甘，性微温。能补脾益气，滋阴补肾。可用于脾胃气虚，脾气虚之带下量多，还治气血不足，贫血萎黄，气虚自汗，带下频频等。故本方可用于脾虚带下，症见带下量多，色白或淡黄，质稀薄，无臭气，绵绵不断，神疲倦怠，四肢不温，纳呆便溏，两足跗肿，面色㿠白，舌质淡，苔白腻，脉缓弱。

◎芡实莲子糯米鸡

组成：芡实50克，莲子50克，乌骨鸡1只（约500克），糯米100克。

用法：将乌骨鸡去内脏，洗净，将莲子、芡实、糯米放入鸡腹中，用线缝口，放在砂锅内，加水适量，用文火炖烂熟，调味即可。分次酌量食用。隔日1剂，连服2周。

功效：健脾补肾，除湿止带。

方中芡实属收涩药，功能补中益气，益肾固精，除湿止带。《本草求真》认为，芡实以其味甘故补脾，以其味涩能固肾，又能利湿，故健脾固肾"而使遗带小便不禁皆愈"。莲子味甘、涩，性平，归脾、肾、心经。具有益肾固精、补脾止泻、养心安神的功能。芡实、莲子与补脾胃之气的糯米、滋阴补肾的乌鸡相配合，故可治脾肾两虚之带下病。曾治张某，46岁，苦于白带朝夕不止，已10余天，伴面色㿠白，身体倦怠，头晕腰痛，小便清长，诊其脉沉缓，舌苔薄白。按诊为脾肾阳虚，中气下陷之虚寒带下，嘱以上方食疗，2剂后病愈而安。

以上两则偏方实际上都是从李时珍的《濒湖集简方》所载的古方化裁而来。原方用白果、莲肉、江米各15克，为末，用乌骨鸡1只，去肠盛药煮烂，空腹食用。谓其"治赤白带下，下元虚惫"。前方去莲子，加黄芪以增健脾益气之功，治脾气虚水湿内停之带下；后方去白果，加芡实以增健脾固肾、涩精止带之力，对脾肾虚带下量多，淋漓不止者尤宜。

对于女子白带清稀量多者，下列几则药膳食疗方亦可供选用。

◎扁豆山药茶

组成：白扁豆、山药各20克。

用法：将白扁豆炒黄，捣碎，山药切片，二者水煎取汁，加糖令溶。

　　　每日1剂，代茶频饮。

功效：健脾益气，化湿止带。

◎三味薏米羹

组成：薏苡仁、山药、莲子各30克。

用法：以上3味洗净，加水适量，用文火熬成粥。早晚食用，
连用7天。

功效：健脾益气，化湿止带。如带下色微黄稍黏用生薏苡仁，
以清热利湿防湿从热化；如带下纯白质稀，无明显腥气，
可用炒薏苡仁，以增健脾渗湿之力。

◎ 山药羊肉粥

组成：羊肉500克，山药50克，生姜15克，葱30克，胡椒6
克，绍酒20毫升，食盐3克。

用法：把精羊肉入沸水中余去血水，将山药清水润透后切片，
与羊肉同煮，投入葱、姜和调料，武火烧沸后去浮沫，
再以文火炖至酥烂。羊肉捞出切片，放入碗中，把原汤
连山药一同倒入羊肉碗中。佐餐食用，每日1次，连服
1个月。

功效：补脾益肾，温中暖下。

◎ 芡实核桃粥

组成：芡实粉30克，核桃肉15克，大枣7枚。

做法：将核桃肉打碎，大枣去核，芡实粉用凉开水打成糊状，
放入滚开水中搅拌，再入核桃肉、大枣，煮成粥，加
糖食用。每日1次，可作点心，连用半个月。

功效：益气温肾，止带。

◎韭菜粥

组成：韭菜 50 克，粳米 50 克。

用法：韭菜切碎，同粳米共入锅中，加水煮至粥稠即可。每日1 次，供早餐服食，连用半个月。

功效：补肾壮阳，固精止带。

◎黄芪锁阳山药茶

组成：黄芪 30 克，锁阳 12 克，怀山药 10 克，大枣 30 克。

用法：水煎服，每日 1 剂，代茶频饮。

功效：用于脾肾阳虚所致的带下过多，或白崩（量多如崩状不止）。

◎莲子枸杞酿猪肠

组成：莲子 50 克，枸杞子 50 克，猪小肠 2 段，鸡蛋 2 个。

用法：先将猪小肠洗净，然后将浸过的莲子、枸杞子和打开的鸡蛋混合后放入猪肠内，两端用线扎紧，加清水 1000毫升，待猪肠煮熟后切片服用。每日分 3 次服，隔日 1 剂。

功效：益肾止带。适宜于肾虚型白带增多，淋漓不止，甚则量多如崩状。

女子带下为患，起因多脾肾亏虚，因此实证带下在病邪祛尽后，宜用健脾补肾之剂善后，以求长效。再者，带下之病多湿，常因脾肾虚、水湿不运而起，故注意用苍术、白术、黄芪、巴戟天、杜仲等补脾益肾。久病则多带脉不约，要考虑芡实、莲子肉、海螵蛸等补益敛涩之品。白芷亦有治带下之功，可随证而施。

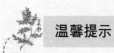温馨提示

治带下勿忘自我生活调护

女子带下为病，内因在于脾肾虚，水湿运化无权；外因在湿热内犯，伤害带脉，带脉失约而成。也就是说，引起带下病的根本原因在于体虚。因此，自我生活调护中要适当增加营养，多吃蛋白质和维生素类食物，充实脏腑气血功能；要增加适当的体育活动，增强体质。生活调护除了劳逸有度、饮食有节之外，最重要的是注意局部卫生，防止湿热毒邪内犯。

现在卫生知识比较普及，保健意识也日益增强，妇女卫生用品琳琅满目，但时有不良厂家将秽物夹杂其间，尤其化学物质较多，天然洁净者较少，故要注意选择，一旦感觉有问题，就当更换品种。

带下色黄腥臭，清热利湿兼解毒

症　状　带下量多色黄，质黏稠，气味腥臭

老偏方　马齿苋蛋清饮；马齿苋粥

白带是否正常，要从量、色、质地、气味几方面观察。正常的白带应该是乳白色或无色透明，略带腥味或无味；其分泌量、质地受体内雌、孕激素水平高低的影响，随月经周期而有量多量少、质稀质稠的周期性变化。一般月经期后白带量少；至排卵期前，由于体内雌激素水平升高，促使宫颈腺体的上皮细胞增生，宫颈黏液的分泌量增加，黏液中氯化钠含量增多，能吸收较多的水分，使排卵期时白带增多，质稀，色清，外观如鸡蛋清样，能拉长丝；排卵期后，雌激素水平渐低，孕激素水平升高，宫颈黏液的分泌受到抑制，黏液中氯化钠的含量也减少，使这时的白带质地稠厚，色乳白，延展性变差，拉丝易断。

带下量多色黄，质黏稠，甚则有脓性分泌物，气味腥臭者，一般多见于宫颈糜烂、子宫颈炎、阴道炎、盆腔炎等疾病。属中医学"黄带""赤白带""湿热带下""湿毒带下"的范畴。

湿热带下多为肝经湿热带下，多因肝郁久而化热犯脾，挟脾湿流注下焦，以致症见带下淋漓不断，色黄或赤白相兼，黏稠腥臭，或带下色白质黏如豆腐渣状、阴痒，常伴有乳胀胁痛，精神抑郁易怒，头晕目眩，口苦咽干，尿黄而少等。治宜泻肝清热利湿，中成药可以吃二妙丸。有许多食疗偏方对湿热带下有较好疗效，兹选介如下。

◎马齿苋蛋清饮

组成：鲜马齿苋250克，生鸡蛋2个。

用法：将马齿苋捣烂滤汁，生鸡蛋去黄，用鸡蛋白和马齿苋汁搅匀，开水冲服，每日2次。

功效：清热利湿，凉血止带。适用于湿热带下，量多质黏，色黄腥臭，或赤白带下。

◎马齿苋粥

组成：马齿苋30克，粳米60克。

用法：将马齿苋切成长段，与粳米一起放入锅内，加水适量煮粥。早或晚食用，每日1次。

功效：清热利湿，解毒止带。

　　我们在临床上用马齿苋食疗治因妇科炎症引起的带下有较好的疗效。唐代崔玄亮《海上集验方》、明代李时珍《本草纲目》和清代年希尧《集验良方》均载有马齿苋治女子赤白带下的民间偏方。马齿苋药食俱佳，药用具有清热解毒、散血消肿功能。研究表明，马齿苋对大肠埃希菌、痢疾杆菌、伤寒杆菌等均有较强的抑制作用，适用于患有急慢性痢疾肠炎以及膀胱炎、尿道炎（轻度尿道畸形亦可）、盆腔炎的患者服食，有"天然抗生素"的美称。马齿苋汁还有兴奋子宫的作用，有助于妇科炎症的食疗康复。马齿苋嫩苗，民间以之为菜蔬，作汤、炒食或凉拌蘸蒜酱食用；或焯水后晒制成干菜，常用之与肉食烹制成菜肴，其味甚美。

属于湿热带下者，还可选择下列食疗偏方辅助治疗。

 ◎银花绿豆粥

组成：金银花 20 克，绿豆 50 克，粳米 100 克。

用法：金银花加水煎取汁，加绿豆、粳米共煮成粥，白糖调味。
　　　每日 1 次，温热服食。

功效：清热解毒，除湿止带。

◎茯苓车前粥

组成：茯苓粉、车前子各 30 克，粳米 60 克。

用法：车前子用纱布包好，水煎半小时，去渣取汁，加粳米煮粥，
　　　粥成时加茯苓粉、白糖适量稍煮即可。每日空腹服 2 次。

功效：利水渗湿，清热解毒。用于湿热带下。

 ◎白菜根绿豆饮

组成：白菜根茎 1 个，绿豆芽 30 克。

用法：将白菜根茎洗净切片，与绿豆芽一同放入锅内，加水
　　　适量，将锅置武火上烧沸，改用文火熬 15 分钟，去渣，

待凉装入罐中。每日 1 剂，代茶频饮。

功效：清热解毒，利湿止带。

◎ 丝瓜棕榈散

组成：棕榈炭、丝瓜络各等份。

用法：焙干研末，米汤送服，每日 3 次，每次 3 克。

功效：本方来源于元代医学家危亦林所撰《世医得效方》。用
　　　于治疗因虚寒不固，肾不摄纳，带脉不约所致带下量多
　　　及白崩。

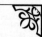

◎ 白果荠菜豆腐汤

组成：白果仁（去心）10 个，荠菜 100 克，豆腐 100 克。

用法：将荠菜焯水，切碎；白果仁与豆腐一起加水煮熟后，撒
　　　上荠菜，加油、盐、葱花等调味品即可食用。每日 1 剂，
　　　佐餐服食。

功效：方中荠菜味甘、淡，性微寒。入肝、脾、膀胱经。具有
　　　凉血止血、利尿除湿、清肝明目的功效。荠菜可治湿热
　　　带下，更宜带下色黄或赤白带下。豆腐味甘、咸，性寒。
　　　能宽中益气，调和脾胃，通大肠浊气，清热散血。诸物
　　　相合，最宜于湿热下注，带下色黄者食疗。

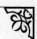

◎败酱紫草茶

组成：败酱草45克，紫草根15克。

用法：将2味洗净一起放入锅，加水先泡10分钟左右，再大火煮沸，小火慢煎，加红糖服用。代茶饮，每日2次，连服1周为1个疗程。

功效：清热解毒，利湿。适用于湿热壅盛型急性盆腔炎，症见下腹疼痛，白带黄多或带血。

◎蒲公英败酱草茶

组成：蒲公英、败酱草、半枝莲各30克。

用法：水煎取汁，代茶饮，每日1剂。

功效：清热解毒。适用于急性盆腔炎。

◎佛手玫瑰花煎

组成：佛手12克，玫瑰花10克，败酱草30克。

用法：上3味同时水煎，煎至300毫升。每日分2次服，每日1剂。

功效：活血化瘀，理气消胀。适用于气滞血瘀型急性盆腔炎，症见下腹坠胀疼痛，痛有定处，带下黄多。

白带异常色黄腥臭，要特别警惕和预防妇科炎症性疾病。患者应注意个人卫生，保持外阴清洁。首先应节制房事，注意月经期、妊娠期和产褥期的卫生。一般应保持阴部的干净，不洗公共盆浴，患有足癣的妇女，洗脚与洗外阴的毛巾、浴盆要专人专用。

每日用 5% 浓度的洁尔阴洗液清洗外阴，能杀灭致病菌，防止性病传播，并能润滑阴道，保护阴道黏膜，消除异味，起到预防作用。经期使用洁尔阴女士巾，日常护理使用洁尔阴护垫，可有效预防生殖系统的感染。注意饮食营养，提高身体素质。可在医生指导下，用 10% 洁尔阴洗液冲洗外阴及阴道，然后戴上消毒指套将 1 片洁尔阴泡腾片送至阴道深部后穹隆处，早、晚各 1 次，7 天为 1 个疗程。

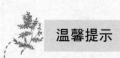

温馨提示

熏洗妙方止带除湿热

◆ 马车败酱饮

组成：马齿苋（鲜品）60克，车前草（鲜品）30克，败酱草（鲜品）30克。

用法：将马齿苋、车前草、败酱草3种草药，洗净，入锅中加水煎30分钟，去渣取汁，加入红糖，分次温服。

功效：清热解毒，除湿固带。本膳用马齿苋，清热解毒，通泄大肠；车前草，利湿清热，泻小肠之积；败酱草，活血清热，排脓解毒。综观此膳具清热利湿、活血通络之功，能消炎抑菌。适用于急性盆腔炎、宫颈糜烂和宫颈炎之带下量多、色黄腥臭。

◆ 败酱紫草茶

组成：败酱草45克，紫草根15克。

用法：将2味洗净一起放入锅，加水先泡10分钟左右，再大火煮沸，小火慢煎，加红糖服用。代茶饮，每日2次，连服1周为1个疗程。

功效：清热解毒，利湿。适用于湿热壅盛型急性盆腔炎。症见下腹疼痛，白带黄多或带血。

◆ 重楼土茯苓洗剂

组成：重楼、土茯苓、苦参各90克，黄柏、大黄各45克，龙胆、草薢各30克，枯矾15克。

用法：上药加清水适量，煎沸5～10分钟，将药液倒入盆内，趁热先熏后洗外阴，每日早、午、晚各1次。适用于外阴炎、阴道炎见带下色黄伴阴痒者。

◆ 蛇床子百部煎

组成：蛇床子、百部、苦参、川黄柏各15～25克。

用法：上药加清水适量，煮沸5～10分钟，将药液倒入盆内，趁热先熏后洗外阴、阴道。每日熏洗1～2次。

功效：清热燥湿，杀虫止痒。适用于外阴炎、阴道炎，带下色黄。

◆ 二花五倍子煎

组成：金银花、红花、五倍子、蒲公英、鱼腥草各30克，生黄柏、川黄连各15克。

用法：上药水煎后过滤取汁，倒入盆内先熏后洗局部。每次20分钟，每日2次。

功效：清热解毒。适用于热毒较盛的宫颈炎、外阴炎，如脓肿、湿疹瘙痒，带下色黄夹黏液脓性分泌物。

◆ 茵陈蒲公英汤

组成：茵陈30克，蒲公英30克，地肤子30克，紫花地丁15克，冰片（药汁煎成时倾入）5克。

用法：煎取药液1000毫升，先熏后洗外阴，每日1次，10天为1个疗程。适用于外阴炎、非特异性外阴炎、阴道炎之带下色黄，外阴瘙痒。

◆ 芒硝参柏煎

组成：芒硝15克，苦参15克，黄柏15克，川椒15克，蛇床子15克，石榴皮15克。

用法：上药加水1500毫升，煎至1000毫升，去渣，温热适度时坐浴，每次20分钟。每日1剂，煎2次坐浴，可连用3～6天。

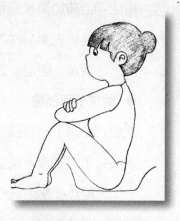

功效：清热燥湿，固涩止带。用于嗜血杆菌性阴道炎、霉菌性阴道炎、滴虫阴道炎等带下色黄，伴有阴痒者。

阴痒难忍好尴尬，中医止痒有良方

症 状 阴部瘙痒

老偏方 外用熏洗剂；涂擦剂；食疗偏方

外阴瘙痒是妇科疾病中很常见的一种症状，这让遭受其苦的女性朋友坐立难安。因为这种阴痒往往呈阵发性发作，有时痒得厉害，总情不自禁想用手去挠，但又要考虑"形象"问题，故总是做出种种不雅的动作解决难忍之"痒"，在社交场合着实令人尴尬，也给工作和学习带来很多不便，又难以启齿。

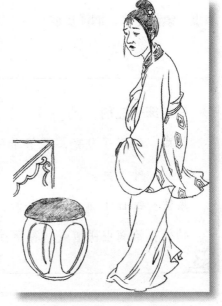

外阴是特别敏感的部位，妇科多种病变及外来刺激均可引起瘙痒，如外阴、阴道、宫颈炎症的异常分泌物的刺激；寄生虫病如阴虱、滴虫、蛲虫、疥疮等；各种外阴皮肤病如湿疹、外阴白斑等；全身性疾病的外阴局部症状，如糖尿病、尿毒症、维生素缺乏等。此外，外阴不清洁及紧身化纤内裤、卫生巾等致通透不良，也可引起阴部瘙痒。阴部瘙痒多发生于阴蒂、小阴唇，也可波及大阴唇、会阴和肛周，瘙痒重者，多伴见皮肤抓痕。阴痒常会在夜间加重，使人寝食难安、坐卧不宁，严重损害女性的身心健康。

中医学将阴痒或伴带下增多者称为"阴痒"，又称"阴门瘙痒""阴蚀"等。针对导致阴痒的病因，采取相应的中药外治、熏洗等有独特疗效。

1. 外治熏洗方

局部外治法可单独应用，也可结合全身疗法进行，基本原则是燥湿杀虫、镇静止痒、润泽皮肤。

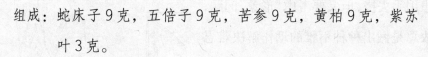

◎蛇床子洗剂

组成：蛇床子9克，五倍子9克，苦参9克，黄柏9克，紫苏叶3克。

用法：每日1剂，煎汤外洗，每日2～3次。

功效：治滴虫阴道炎、霉菌性阴道炎。

◎鹤虱杀虫汤

组成：鹤虱30克，苦参、狼毒、蛇床子、当归尾、威灵仙各15克。

用法：上药放入清水煮煎后，过滤去渣取汁，倒入盆内，先熏后洗外阴部。每日2次，每次20分钟。

功效：杀虫解毒。适用于外阴炎、阴道炎、宫颈炎等所致阴痒。

◎艾叶白矾洗剂

组成：艾叶15克，白矾6克。

用法：上药水煎，熏洗患部。每日1～2次，每次20分钟。

功效：燥湿止痒。适用于外阴炎。

◎苦参百部洗剂

组成：苦参、生百部、蛇床子、白头翁、土茯苓、黄柏各30克。

用法：上药煎水先熏后洗。每日2次，每次20分钟。

功效：燥湿杀虫，止痒。用于外阴炎、外阴湿疹、皮炎。

◎蛇床子乌贼骨煎

组成：蛇床子9克，海螵蛸、白鲜皮、枯矾、苦参各15克。

用法：上方可煎汤，趁热先熏后洗，每日2次，5天为1个疗程。
　　　如有破溃流水，或生疮流脓者，则用冰硼散或珍珠散，或
　　　西瓜霜等喷涂局部。

功效：用于非特异性外阴炎。

◎二子枯矾煎

组成：蛇床子30克，五倍子10克，枯矾10克，雄黄3克。

用法：水煎取汁150～200毫升，用法同前。

功效：用于外阴炎、阴道炎、非特异性阴道炎、宫颈炎等带下
　　　阴痒。

◎蛇床子苦参散

组成：蛇床子、苦参、艾叶、
　　　明矾按3：3：3：2
　　　的比例研成细末，制
　　　成散剂备用。

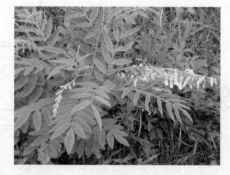

用法：每包30克（一日内可
　　　重复使用），用纱布
袋包装，开水冲泡后趁热先熏后洗，坐浴15分钟，每
日2～3次。平均用9包为1个疗程。

功效：用于外阴炎、阴道炎、非特异性阴道炎等带下阴痒。

2. 外用涂擦方

外阴涂擦或阴道给药，可直接作用于病灶局部，达到迅速止痒的
效果。

◎密陀僧散

组成：密陀僧6克，龙骨4.5克，煅石膏4.5克，炮山甲3克，
　　　飞滑石7.5克，制南星4.5克，皂荚（去子、筋）4.5克。

用法：上药共研细末。以凡士林调匀，搽于外阴痒处。

功效：治滴虫外阴炎、阴道炎。

◎ 黄丹散

组成：黄丹 0.3 克，白矾 0.9 克，川芎 30 克。

用法：上药共研为极细末，以布囊装，缝好扎口，留置长线。睡前纳阴中，次晨取出。

功效：治妇人阴痒，似有虫状，烦闷。

◎ 玉门散

组成：苍术、白芷各 4.5 克，炉甘石 4.5 克，轻粉 4.5 克，刺蒺藜 6 克，冰片 2 克，苦参 9 克。

用法：上药共研细末，贮瓶。每用适量撒阴部。

功效：治外阴瘙痒不堪，心烦易怒，夜不得眠，头晕口干，小便短赤。

◎ 百部酊

组成：百部 40 克，75% 乙醇或 60 度以上烧酒 160 毫升。

用法：将百部研粗末，放入瓶中，倒入 75% 乙醇或烧酒盖严，放置 48 小时后可用。

功效：祛风杀虫。主治瘙痒性皮肤病；头虱、阴虱、体虱、疥疮结节、疥疮。对阴虱导致的外阴瘙痒疗效尤佳。治阴虱所致外阴瘙痒，对患者使用的衣物、床上用品和污染物应煮沸灭虱，或用熨烫。治疗前最好剃净阴毛并烧毁，先用温肥皂水清洗局部，待干后用棉球蘸药液涂搽，每日3～4次。最好夫妻同治。

◎青马一四膏

组成：青黛30克，鲜马齿苋120克。

用法：先将马齿苋捣烂，调入青黛、麻油和匀，外涂患处。

功效：本方出自《裘笑梅妇科临床经验选》，系已故中医妇科泰斗裘笑梅（1910—2001）之师传方，治妇人热证之外阴瘙痒、湿疹，疗效非常满意。

3. 食疗方

阴痒一般不必服用内治方药，对于顽固性阴部瘙痒证属肝肾阴虚、血虚肌肤失养者，可用当归饮子合知柏地黄汤加减内服，以补益肝肾，养血滋阴，祛风止痒。根据瘙痒的不同证型，亦可辨证选用食疗方辅助治疗。可以尝试以下食疗方。

（1）**湿热下注型**：症见阴部瘙痒，甚则疼痛，坐卧不安，带下量多，色黄如脓，或呈泡沫米泔样，其气腥臭，心烦少寐，口苦而腻，胸闷不适，纳谷不香，舌苔黄腻，脉弦数。当以清热利湿，祛风止痒为治。

◎白果马齿苋鸡蛋羹

组成：鲜马齿苋60克，白果仁7枚，鸡蛋3个。

用法：将鸡蛋取蛋清。将马齿苋、白果仁2味合捣如泥，入蛋清调匀，以极沸水冲之。每日空腹服1剂，连服4～5天。

功效：清肝利湿，止痒。用于湿热下注型阴痒，对糖尿病并发外阴炎证属肝经湿热下注者尤宜。

◎鸡冠花薏苡仁粥

组成：鸡冠花30克，薏苡仁50克，粳米150克。

用法：把鸡冠花（去子）洗净与薏苡仁及粳米同置砂锅中煲粥，至粥熟烂。供餐时食用。

功效：清热利湿，止痒。用于湿热下注，带下色黄，阴部瘙痒，以及糖尿病并发外阴炎者。

◎黄瓜炒田鸡

组成：田鸡肉120克，黄瓜500克，生姜少许，调味品适量。

用法：黄瓜洗净，去瓤，切片，用盐腌过，洗净；田鸡活杀，去皮、内脏和爪，洗净，切块，用姜丝、酒、盐、生油、淀粉等腌制。起油锅，下少许蒜茸爆香，下黄瓜略炒，调味，炒至八成熟，取出；另起油锅，下田鸡肉炒至刚熟，放入黄瓜，炒匀即可。每日1剂。

功效：补虚益胃，利湿消肿，清热止痒。适用于脾胃虚弱，带
　　　下量多，阴部瘙痒。亦可用于糖尿病并发外阴炎者。

◎猪胰冬瓜山药汤

组成：猪胰1具，冬瓜250克，山药150克，调味品适量。

用法：将冬瓜、山药去皮、切片，猪胰洗净，与冬瓜、山药同
　　　入锅中，加清水适量同炖至烂熟后，加入葱姜等调服。
　　　每日1剂。

功效：健脾化湿，清热利尿，补虚止痒。用于湿热下注之外阴
　　　瘙痒，对糖尿病并发外阴炎证属脾虚湿热内蕴者尤宜。

◎墨鱼炖猪肉

组成：鲜墨鱼2条，猪瘦肉250克，
　　　盐适量。

用法：将墨鱼洗净,同猪瘦肉一起炖熟，
　　　加盐调味。饮汤食墨鱼、猪肉。
　　　每日1次，5天为1个疗程。

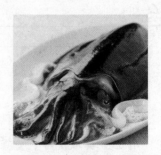

功效：墨鱼（乌贼鱼）性质温和，味微咸。本方具有补益精气、
　　　健脾利水、养血滋阴、清肝化湿、通络止痒的功效。适
　　　用于肝经湿热所致外阴瘙痒者，亦可用于糖尿病并发外
　　　阴炎之带下阴痒。

（2）**肝肾阴虚型**：症见阴部干涩，灼热瘙痒，或带下量少色黄，甚则血样，五心烦热，头晕目眩，时有烘热汗出，口干而不欲饮，耳鸣腰酸，舌红少苔，脉细无力。当以滋阴降火，调补肝肾为治。

◎**冬虫夏草鸭**

组成：雄鸭1只，冬虫夏草10克，调味品各适量。

用法：雄鸭去毛，掏去内脏，洗净，放入砂锅中，加冬虫夏草和上述调味品，加水适量，用文火煨熟烂。每周2剂。

功效：补益肺肾，养阴止痒。对久病体虚，肝肾阴亏，阴痒干涩，带下色黄有辅助治疗作用。

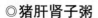

◎**猪肝肾子粥**

组成：猪肝100克，猪肾1个，大米150克，料酒、姜片、盐、味精各适量。

用法：把猪肝切片，猪肾对半切开，除去筋膜，洗去异味，切成片，盛汤碗内调味备用。大米入锅加水煮成粥熟后，加入猪肝、猪肾再煮沸3分钟，加料酒、姜片、盐、味精等调味即可。每日1剂，温热食用。

功效：滋肝益肾，养阴止痒。用于肝肾阴虚阴部瘙痒者，亦可用于糖尿病并发外阴炎所致之阴痒。

◎**枸杞子猪肝汤**

组成：枸杞子20克，猪肝125克，
　　　盐、味精各适量。

用法：先把猪肝洗净切片调味。
　　　枸杞子洗净，加水适量煮
　　　汤，待熟透，将沸汤反复
　　　舀入盛猪肝的碗内。烫至

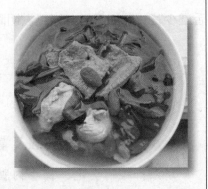

　　　猪肝八成熟后，加盐、味精调味，再倒入锅内煮沸即成。
　　　空腹食或佐餐食用，每日1剂。

功效：滋肝益肾，止痒。适用于肝肾阴虚，外阴瘙痒、阴部干
　　　涩疼痛难忍。亦可用于糖尿病并发外阴炎。

　　女性朋友遭遇阴痒的尴尬时，首先要细察病源，辨别属于何种疾病引起的阴痒，治疗始有良效。容易引起阴部瘙痒最常见的病因主要有以下几种。

　　①特异性感染：外阴炎、念珠菌阴道炎和滴虫性阴道炎是引起外阴瘙痒最常见的原因，阴虱、疥疮也可导致发痒。若外阴奇痒，尤以夜间为甚，白带黄绿色，稀薄呈泡沫状，阴道口黏膜潮红充血，后穹隆及阴道壁有小出血点者，白带涂片可找到阴道滴虫，一般为滴虫性阴道炎引起；外阴奇痒，白带多，呈豆腐渣状，大小阴唇红肿，表面有白膜，不易擦去，镜检可见霉菌，多为念珠菌阴道炎；阴虱病则表现为阴毛部位及其附近瘙痒，可见血痂或青斑，仔细检查可找到阴虱及虫卵。此外，疥疮、

蛲虫病等也可引起外阴瘙痒。

②外阴营养不良：外阴白斑属慢性外阴营养不良，以奇痒为主要症状，伴有外阴瘙痒并见大小阴唇、阴蒂色素变白。

③糖尿病并发症：若肥胖阴痒难愈者，要注意排除糖尿病。由于糖尿对外阴皮肤的刺激，加之长期高血糖使糖尿病患者的免疫功能受损，机体抵抗力下降，容易出现各种感染，特别是伴发霉菌性外阴炎时，外阴瘙痒特别严重。

④药物或化学品刺激：肥皂、安全套、新洁尔灭等可因直接刺激或过敏而引起接触性或过敏性皮炎，出现外阴瘙痒症状。

⑤不良卫生习惯：不注意外阴局部清洁，皮脂、汗液、经血、阴道分泌物，甚至尿、粪浸渍，长期刺激外阴可引起瘙痒；经期用不洁卫生用品，平时穿不透气化纤内裤均可因湿热郁积而诱发瘙痒。

阴痒的病因各异，兼症不同，务必详察，细加鉴别，审因论治，方可无误。

 温馨提示

防治外阴瘙痒注意事项

◆ **不要抓挠勿烫洗** 患上外阴瘙痒，私处瘙痒不已，女性朋友的工作和生活都会受到很大影响，总想去抓挠。在此提醒女性朋友，如果不想病情加重，一定要避免抓挠外阴，抓挠容易诱发感染，加重病情。虽然用热水清洗后可缓解瘙痒症状，但这只是暂时的，不要误认为热水烫洗可将引起瘙痒的细菌杀死。正确的做法是：如果私处瘙痒难忍，应以冷敷为宜，可用叠厚的冷毛巾湿敷外阴，每3分钟清洗毛巾一次，不使其变热，持续冷敷，直到不痒为止。因此，发生阴痒时尽量不要抓挠、摩擦和用热水烫洗。

◆ **私处卫生要切记** 外阴瘙痒不易治愈，易反复，想要有效治疗和预防，首先要从个人卫生做起。平时要多注意私处卫生，尤其是月经期，应使用干净、安全的卫生巾、卫生纸；要保持外阴清洁、干燥，坚持每天用温水清洗外阴，但不要频繁清洗，尤其是使用各种护理液清洗；应勤换内裤，特别注意经期、产褥期的卫生，及时更换卫生巾，以免炎症加重。

◆ **彻底治疗莫大意** 在秋冬气温渐低外阴瘙痒有所好转的情况下，很多女性患者都放弃了治疗，这是最不可取的。想要彻底治愈外阴瘙痒，患者更应积极配合医生的治疗，千万不要以为秋冬季病情有好转就放弃治疗，拖延治疗导致阴痒复发，只会让病情加重。

盆腔炎症腰腹痛，巧选偏方有殊功

症　状　小腹痛、坠胀、腰骶痛、白带多、尿频

老偏方　黄芪五色茶；马车败酱饮；灌肠方

今年36岁的倪女士，小腹痛伴腰痛已2年。倪女士2年前一次劳累过后，首次发生小腹疼痛，伴腰酸痛，白带量多，色黄有腥臭味。倪女士经医院B超检查被诊断为盆腔炎，用抗生素治疗病情得到缓解，但不到半个月又复发，每次复发都要用抗生素治疗，如今再用抗生素已经无明显效果，患者也怕久用抗生素的不良后果，遂来我处门诊，求中药治疗。我诊查时见患者形容憔悴，面色萎黄，乏力气短，小腹坠胀疼痛，腰酸，白带量多，色黄有味，舌红苔薄白，脉濡数。证属

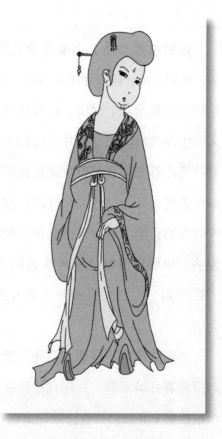

慢性盆腔炎，正虚而邪恋，故成久病，治当扶正祛邪，故用黄芪五色茶调理，1周后症状消失，其后偶有复发，用此方调治亦获效。

◎**黄芪五色茶**

组成：黄芪60克，紫花地丁、败酱草、蒲公英各20克，黄芩叶10克，玄参12克，绿茶15克。

用法：加水煎煮2次，将煎液置保温杯中，当茶饮用，每日分3～4次饮服。

功效：清热解毒。主治慢性盆腔炎证属正虚邪恋，湿热内蕴者。

　　盆腔炎指女性上生殖道及其周围组织的炎症，主要包括子宫内膜炎、输卵管炎、输卵管卵巢囊肿、盆腔腹膜炎。炎症可局限于一个部位，也可同时累及几个部位，最常见的是输卵管炎、输卵管卵巢炎。盆腔炎多发生在性活跃期、有月经的妇女，初潮前、绝经后或未婚者很少发生盆腔炎。若发生盆腔炎也往往是邻近器官炎症的扩散。按其发病过程、临床表现可分为急性与慢性两种盆腔炎，多发生于产后、剖宫产后、流产后及妇科手术后，因细菌进入创面感染而得此病，是妇科常见病、多发病。中医学没有盆腔炎病名的记载，但根据其症状特点，可概括于"带下病""妇人腹痛""热入血室""产后发热""癥瘕"等疾病之中。

　　本病临床以小腹痛、坠胀、腰骶痛、白带多、尿频等为主要表现，且常伴有月经不调。其症状往往在月经前后、性交及劳累后加重，本病可根据病史和妇科检查协助确诊。

　　中医学认为本病的发生与湿热蕴积、肝郁化火、气滞血瘀、寒邪凝滞有关，这些原因可影响冲任失调，胞宫瘀阻而引起不孕之症。中医治疗该病急性期，以清热解毒、清热利湿为主，活血化瘀为辅；在慢性炎症期，多有瘀阻胞脉，痹阻络道，治疗应以行气活血、消癥散结、温经散寒为要，随证辅以清热解毒、利湿之品，慢性盆腔炎多有正气不足，肝肾亏虚。因此，活血、清热、解毒、祛湿热与调补肝肾须兼顾应用。

◎马车败酱饮

组成：马齿苋（鲜品）60克，车前草（鲜品）30克，败酱草（鲜品）30克。

用法：将马齿苋、车前草、败酱草3种草药洗净，入锅中加水煎30分钟，去渣取汁，加入红糖，分次温服。

功效：本膳用马齿苋，清热解毒，通泄大肠；车前草，利湿清热，泻小肠之积；败酱草，活血清热，排脓解毒。清热利湿、活血通络，除湿固带，消炎抑菌。适用于急性盆腔炎之带下量多、色黄腥臭。

◎银花冬瓜仁蜜汤

组成：冬瓜仁20克，金银花20克，黄连2克，蜂蜜50克。

用法：先煎金银花，去渣取汁，用药汁煎冬瓜仁15分钟后加入黄连、蜂蜜即可。每日1剂，连服1周。

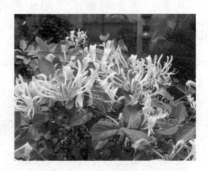

功效：主治盆腔炎，属湿热瘀毒型，下腹及小腹两侧疼痛，拒按，微发热，自汗，带下色黄量多，舌红苔黄。

◎ **败酱紫草茶**

组成：败酱草45克，紫草根15克。

用法：将上2味洗净一起放入锅中，加水先泡10分钟左右，再大火煮沸，小火慢煎，加红糖服用。代茶饮，每日2次，连服1周为1个疗程。

功效：清热解毒，利湿。适用于湿热壅盛型急性盆腔炎。症见下腹疼痛，白带黄多或带血。

◎ **卷柏夏枯草茶**

组成：卷柏、白花蛇舌草各30克，夏枯草15克。

用法：水煎取汁，代茶饮，每日1剂。

功效：清热解毒。适用于急性、亚急性盆腔炎。

◎ **野菊地丁茶**

组成：野菊花（鲜品）、紫花地丁（鲜品）各60克。

用法：捣烂绞汁，分2次服。

功效：清热解毒。适用于急性、亚急性盆腔炎。

◎蒲公英败酱草茶

组成：蒲公英、败酱草、半枝莲各 30 克。

用法：水煎取汁，代茶饮，每日 1 剂。

功效：清热解毒。适用于急性、亚急性盆腔炎。

◎皂角刺大枣粥

组成：皂角刺 30 克，大枣 10 枚，粳米 30 克。

用法：前 2 味加水煎半小时以上，弃渣取药液 300～400 毫升，再加入粳米，煮成粥，1 日内分 2 次服食，7 剂为 1 个疗程。

功效：方中皂角刺辛温，无毒，功能活血、消肿、化痰、排脓。但久服有引起胃痛的可能，所以配以大枣和粳米，以缓和该药的副作用，减少胃黏膜刺激，并便于肠内吸收，以提高疗效。适用于慢性盆腔炎属血瘀痰结者。经临床多年验证，治急性、亚急性和慢性盆腔炎获显著疗效。

◎桃仁饼

组成：桃仁 20 克，面粉 200 克，麻油 30 毫升。

用法：桃仁研成极细粉与面粉充分拌匀，加沸水 100 毫升揉透后冷却，擀成长方形薄皮子，涂上麻油，卷成圆筒形，用刀切成每段 30 克，擀成圆饼，在平底锅上烤熟即可。早晚餐随意服食，每日数次，每次 2 块，温开水送服。

功效：理气活血,散瘀止痛。主治盆腔炎,属气滞血瘀型,下腹部及小腹两侧疼痛如针刺,腰骶疼痛,舌有紫气,脉细弦。

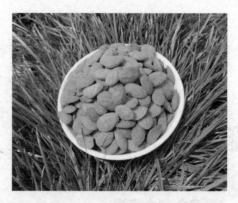

◎桃仁赤芍粥

组成：桃仁 10 克,赤芍 15 克,薏苡仁 50 克,红糖适量。

用法：共煮成粥,每日 1 次。

功效：活血化瘀,利湿。主治慢性盆腔炎证属湿热夹瘀者。

◎青皮红花茶

组成：青皮 10 克,红花 10 克。

用法：青皮晾干后切成丝,与红花同入砂锅,加水浸泡 30 分钟,煎煮 30 分钟,用洁净纱布过滤,去渣,取汁即成。当茶频频饮用,或早晚 2 次分服。

功效：理气活血。主治盆腔炎属气滞血瘀型,下腹部及小腹两侧疼痛如针刺,腰骶酸痛,带下量多,舌有紫气,脉弦。

◎荔枝核蜜饮

组成：荔枝核 30 克，蜂蜜 20 克。

用法：荔枝核敲碎后放入砂锅，加水浸泡片刻，煎煮 30 分钟，去渣取汁，趁温热调入蜂蜜，拌和均匀即可。早晚 2 次分服。

功效：理气，利湿，止痛。主治各类慢性盆腔炎，下腹及小腹两侧疼痛、不舒，心情抑郁，带下量多。

◎苦菜莱菔汤

组成：苦菜 100 克，金银花 20 克，蒲公英 25 克，青萝卜 200 克切片。

用法：上 4 味共煎煮，去药后吃萝卜喝汤。每日 1 剂。

功效：主治盆腔炎属湿热瘀毒型，发热，下腹胀痛，小腹两侧疼痛拒按，带下色黄量多，舌质红、苔黄，脉滑数。

◎莲子荷叶芡实粥

组成：莲子、芡实各 100 克，鲜荷叶、粳米各适量。

用法：将芡实去壳，莲子去皮、心，将荷叶、粳米洗净，一起放入砂锅内煮粥。温热服用，每日 2 次。

功效：健脾补肾，清热利湿。主治慢性盆腔炎带下量多。

◎莲子排骨汤

组成：莲子40克，芡实30克，枸杞子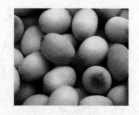
20克，怀山药25克，猪排骨200克。

用法：将猪排斩成块，用沸水焯一下，
洗去浮沫，与莲子（去心）、芡
实（去杂质）、怀山药、枸杞子，一起放入砂锅中，加水、
料酒、盐、胡椒、姜、葱等，用中火炖1小时，再加少
量味精调和，即可食用，喝汤、吃排骨、莲子、山药等。

功效：补肾益精，清心固带。本膳用枸杞子，补益肝肾精血；
莲子、芡实，清心和胃，固涩下焦，以止带下；怀山药，
健脾培土，以实坤宫；猪排骨，能坚筋骨而益肾。对于
肝肾不足，湿热下注的慢性盆腔炎患者康复有益。

◎益母草甘草茶

组成：益母草20克（鲜品倍加），红糖25克，甘草3克，绿
茶2克。

用法：加600～700毫升水，煮沸5分钟。分3次温饮，每日1剂。

功效：活血利水，祛瘀消炎。适用于慢性盆腔炎反复发作者。

◎佛手玫瑰花煎

组成：佛手12克，玫瑰花10克，败酱草30克。

用法：上3味同时水煎，煎至300毫升。每日分2次服，每日1剂。

功效：活血化瘀，理气消胀。适用于气滞血瘀型急性盆腔炎，症见下腹坠胀疼痛，痛有定处，带下黄多。

中药灌肠方治急性盆腔炎也有较好的疗效。女性生殖器官与直肠毗邻，经临床验证，许多妇科疾病可以通过中药灌肠疗法治愈。由于盆腔炎的发病部位与直肠紧邻，中药灌肠可以使药物直达病灶，通过直肠黏膜静脉丛吸收，使盆腔内迅速达到有效药物浓度，从而改善盆腔血液循环，促使粘连的结缔组织软化，消除局部充血、水肿，促进组织的修复与再生，起到消炎、消肿的作用。这也是中药灌肠能治疗其他妇科病的基本原理。临床上，对于急性盆腔炎或发于产后属中医学"恶露"的急性盆腔炎，用康宁汤灌肠就能起到清热解毒、活血化瘀的作用。

◎康宁汤Ⅰ、Ⅱ号

Ⅰ号方：紫花地丁50克，蒲公英50克，败酱草30克，白花蛇舌草30克，苦参根15克。

Ⅱ号方：黄柏15克，黄连须15克，虎杖35克。

用法：上两方根据病情选用，用时加水浓煎取汁100毫升，加防腐剂备用。每次取药液50毫克，加开水稀释至100毫升保留灌肠。药温38℃左右，肛管插入15厘米，灌注速度宜慢，每日1次，10次为1个疗程。

中药灌肠法也可用于治疗慢性盆腔炎。慢性盆腔炎病程长，常以带下、下腹及腰骶疼痛、宫旁条索状包块及囊性物伴压痛为主要症状。治疗以清热利湿、解毒化瘀、行气止痛为原则。经临床验证，用红藤煎保留灌肠疗效颇佳。

◎红藤煎

组成：红藤、败酱草、蒲公英、鸭跖草、紫花地丁各20～30克。

用法：加水浓煎取汁100毫升。将导尿管或小儿肛管插入直肠14厘米以上，药液温热时20分钟内灌完，灌后静卧30分钟。如能晚上临睡前灌，保留至次晨，效果更好。

 温馨提示

防治盆腔炎注意事项

◆ **经期卫生要注意** 加强经期、产后、流产后的个人卫生，勤换内裤及卫生巾，避免受风寒，不宜过度劳累。经期忌房事，以免感染，保持卫生用品清洁，最好用消毒卫生纸。经期、炎症期尽量避免不必要的妇科检查，以免扩大感染，引起炎症扩散。

◆ **清淡饮食多喝水** 多食清淡易消化的食物，例如赤小豆、绿豆、冬瓜等食物，具有活血理气散结之功效，还可用山楂、橘皮、玫瑰花泡茶饮用。要多食高纤维食物，如水果、蔬菜、全麦面等食物，这些食物可以促进毒素排出。盆腔炎容易导致身体发热，所以要注意多喝水以降低体温，同时，有利于稀释细菌毒素并加速排泄。

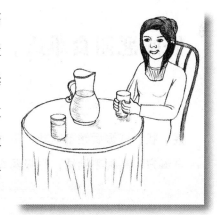

◆ **食疗康复明宜忌** 盆腔炎大多因湿、热、毒内蕴，肝脾气血瘀滞，或因寒凝胞宫，痰湿内结所致。平时饮食注意少吃腌腊、油腻食品，生冷、辛辣也应控制；菜肴及药膳的组合宜选择有清热解毒、温通散结的中药，配以富含维生素、蛋白质及铁、钙等微量元素的食品。

◆ **保持愉悦好心情** 多做一些让自己开心的事情，学会心理调节，保持良好的心理状态，避免过分激动和急躁。保持心情愉快也是一种增进免疫力的好方法。另外，平常的生活作息也要正常，这样才能让免疫系统正常运作。

妊娠恶阻食难进，偏方食疗止孕吐

症　状　妊娠后频繁呕吐，不能进食、进水

老偏方　乌梅姜糖饮；鼻吸药香方；止孕吐汤羹粥方、药茶方

多数妇女在妊娠后 1 ～ 3 个月内，常出现恶心、呕吐，特别是在清晨或晚上易出现轻微呕吐，也有的呕吐很严重，此谓"妊娠反应"。但少数妇女的妊娠反应严重，出现频繁呕吐，甚至呕吐胆汁，不能进食、进水，进而发生体液平衡失调及新陈代谢紊乱，以致孕妇营养受到严重影响者称为妊娠剧吐，中医

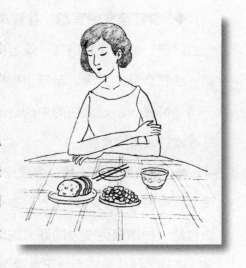

学称之为"妊娠恶阻"。反复持续的恶心、呕吐，可导致水电解质失衡和营养障碍，影响母体健康和胎儿发育，故应引起重视。

李霞今年 31 岁，结婚半年后已有身孕 3 个月，近 2 个月来恶心、呕吐，严重时不能进食，呕吐清稀痰涎，口内黏腻不爽，伴脘腹痞满，纳谷不香，不欲进食。近 1 周来，频繁干呕，饭吃不下，食后则呕，头晕心慌，神疲乏力，舌质淡红，苔白微腻，脉细滑。前医认为证属脾胃虚弱、胃失和降，用香砂六君子汤加减治疗，病情虽有好转，但患者对孕期服

中药心存疑虑，希望我能用简便的方法为她调理。于是，我嘱她内服乌梅姜糖饮，外用药香熏鼻吸入方，内外合用，连用3天而安。

◎乌梅姜糖饮

组成：乌梅肉10克，生姜10克，红糖30克。

用法：将乌梅肉、生姜加水煎煮2次，共滤取汤液200毫升，调入红糖搅匀，1日内分2次服，每次服100毫升。

功效：和胃止呕，生津止渴。适用于肝胃不和之妊娠呕吐。

◎鼻吸药香方

组成：鲜芫荽50克，紫苏叶3克，藿香3克，陈皮6克，砂仁6克。

用法：加水250～300毫升，大火煎沸后倒入大壶内，患者将壶嘴对准鼻孔，徐徐吸其药香气。

功效：宽胸降逆，悦脾醒胃，理气止呕。此药熏芳香，吸气后，呕恶感可快速减轻，此时可试服少量容易消化的食物。每日于饮食前后15分钟左右各熏吸1次，多能取到良好的止呕作用。

中医学认为，产生妊娠恶阻的原因，主要是由于平素胃气虚弱，肝热、痰湿等致使胃失和降，冲气上逆而发病。恶阻的治疗，脾胃虚弱者，宜健脾和胃，降逆止呕；肝胃不和者，宜抑肝和胃，降逆止呕；重症呕吐致气阴两伤者，益气养阴，和胃止呕。

孕妇剧吐的食疗必须考虑既富有营养，又要注意顾护胎元，不能单纯强调降逆、降气以止呕。食疗方的选择以汤、羹、粥为佳，这样既便于少食多餐，又有利于营养的吸收，保证孕妇有充足的营养供应。兹列举几则缓解孕吐的食疗方如下。

◎砂仁蒸鲫鱼

组成：鲜鲫鱼1条（约1千克），砂仁1.5克，盐、姜各适量。

用法：将鲫鱼去除鳞、鳃、内脏，洗净；砂仁研末，填入鲫鱼腹内，再将鱼放在汤碗内，加姜片、盐、水，上蒸锅蒸熟，喝汤，吃鱼肉。

功效：砂仁行气调中，和胃醒脾以止呕，又为理气安胎要药；鲫鱼健脾益胃，经常佐餐食用本品，适用于脾胃虚弱的妊娠呕吐症。症见妊娠2～3个月，呕恶不食，脘腹胀闷，或食入即吐，全身乏力，头晕思睡，舌苔白、舌质淡，脉滑无力者。

◎生姜鸡肉汤

组成：生姜（带皮切片）60克，灶心土60克，童子鸡（雌雄均可）1只。

用法：将灶心土煎取澄清液备用；将童子鸡处死，去毛洗净，
　　　剖去肠杂，纳生姜于腹中，置砂罐内，加入灶心土澄清
　　　液，食盐少许，盖密炖烂，取汤徐徐饮之，鸡肉也可与食，
　　　每日或隔2～3日服1剂。

功效：温中补虚，和胃止呕。本方用于治疗妊娠恶阻有良效，
　　　尤宜于胃气虚弱之妊娠剧吐；对于脾胃虚寒而引起之久
　　　疾不愈，治之也屡试不爽。

◎砂仁藕粉羹

组成：砂仁1.5克，木香1.0克，藕粉20～30克，白糖20克。

用法：将砂仁、木香共研成极细粉末，和藕粉、白糖一起用开
　　　水冲和调匀，温服，每日1～2剂。

功效：主治胃气虚弱之妊娠剧吐。这个食疗方中砂仁化湿开胃，
　　　温中止呕，理气安胎。对治疗孕妇湿浊中阻，脾胃虚寒，
　　　妊娠恶阻，频繁呕吐，胎动不安有良好的功效。配以木
　　　香健脾，和胃理气止呕，《汤液本草》谓其"安胎健脾胃"。
　　　藕粉，中医学称"主补中养神，益气力"，能养血补虚，
　　　益胃健脾。

藕粉作为传世养生食品，富含微量元素铁和维生素B_{12}等养血因子，
最能养血生血，尤宜于妊娠期女性食用，更有助于胎儿的生长发育。不
过，藕粉的用法颇有讲究。这里不妨给大家讲一讲：为了使藕粉变得稠，

最好先加少量凉开水将藕粉化开，再与砂仁、木香研成的药粉一起搅匀，然后加入滚烫的开水（记住，一定要滚烫的），一边加一边搅拌，藕粉的颜色会随着开水的加入而迅速改变，最后变成淡褐色透明的胶状，像玛瑙冻。需要注意的是，两次加水的顺序不能颠倒，第一次是凉开水，第二次是滚烫的沸水。

◎芦根粥

功效：鲜芦根150克，竹茹15克，粳米100克，生姜2片。

用法：将芦根、竹茹放入锅中，加水同煎取煎液，去渣。将淘净的粳米加水，调入芦根、竹茹的煎液，煮至粥熟时，放入姜片，再煮5分钟即可。

功效：芦根清热生津，竹茹祛痰和胃以安胎，佐以生姜温中和胃止呕。对妊娠食少、胃热呕吐者最为相宜。

对于妊娠剧吐者，用药茶方调理是最为简便易行的食疗法。常用的药茶方有以下几种。

◎苏姜陈皮茶

组成：紫苏梗6克，陈皮3克，生姜2片，红茶1克。

用法：将前3味切碎，与红茶一起用沸水冲泡10分钟，代茶，每日1剂，可冲泡2～3次。代茶温服。

功效：理气和胃，降逆安胎。适用于妊娠恶阻，恶心呕吐，不能进食，头晕神疲等症。

◎苏叶生姜茶

组成：紫苏叶 4.5 克，生姜汁数滴。

用法：将紫苏叶揉碎，生姜切碎后挤压取汁，然后用沸水冲泡、代茶。每日 1 剂，代茶饮用。

功效：理气和胃，安胎。适用于妊娠反应较轻者，症见恶心不欲食，食则作呕，胸闷烦躁等。

◎橘皮竹茹茶

组成：橘皮 5 克，竹茹 10 克。

用法：将橘皮撕碎，竹茹切碎，用沸水冲泡，代茶。每日 1 剂，代茶饮用。

功效：理气和胃，降逆止呕。适用于妊娠反应，胃气上逆，恶心呕吐，食入即吐，不能进食，烦躁不安等症。

◎建兰茶

组成：建兰叶 3～4 片。

用法：将上药用沸水冲泡，代茶。每日 1 剂，代茶频饮。

功效：清热，利湿，理气。主治妊娠恶阻，湿困脾胃，胃气上逆所致的恶心呕吐，吐酸或苦水，舌苔垢腻等症。

◎**黄连苏叶茶**

组成：黄连1.5克，紫苏叶3克。

用法：上2味，用沸水冲泡代茶。每日1剂，代茶频饮。

功效：清热止呕。适用于肝热型妊娠恶阻，症见呕吐酸水或苦水，食入即吐，胸胁胀闷，烦渴口苦等。

 温馨提示

巧吃治孕吐

　　造成妊娠剧吐的病因目前尚不十分清楚，可能与胎儿及附属物、患者的精神状态及体内绒毛膜性腺激素增多有关。中医认为总与冲气上逆，胃失和降有关。对于妊娠剧吐的孕妇，最重要的是了解患者思想状态，解除顾虑，做好精神安慰，增强战胜疾病的信心。要注意饮食调养，在这里教你几招。

　　◆ **少食多餐最重要**　以"能吃时，就多吃些想吃的东西"为原则。妊娠期的饮食，应以"营养均衡、有规律"为原则；但在有妊娠反应时，可以暂时放弃原则，吃自己想吃的食物，但要注意少量多次，不要一次性食入过多，等妊娠反应的症状消失后，就可考虑饮食保健的一般原则。

◆ **饮食宜忌要知晓** 应忌食容易引起呕吐的食物。油腻或汤类往往会引起呕吐，故应暂时不吃。酸味的食品如梅干、柑橘类、醋等能增进食欲，容易接受。冷却的食品也容易接受，吃凉拌豆腐、凉汤、沙拉、凉拌蔬菜都比较适宜。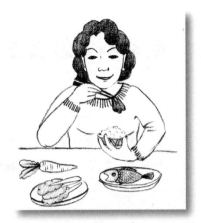

要想办法变换食品的花样，以引起食欲。在孕吐期间，孕妇喜爱吃的食物可尽量满足，但不想吃的不要强食。注意维生素C、维生素K、维生素B_6、维生素B_1的摄入，可防治或减缓呕吐。

◆ **找出规律适时吃** 查出呕吐规律，改变饮食习惯。孕吐多数是在早晨起床或早餐后反应强烈，这是因为空腹的缘故。为此，可在起床前吃一点馒头、咸饼干等。午后多数孕妇呕吐现象消失，故在晚餐时要增加可口的饭菜。此外，睡前也可吃些易消化的食物。如在其他时间孕吐反应强烈，可按上述原则做适当安排。

◆ **补充水分不可少** 不断呕吐会使体内的水分不足，因此，孕妇必须补充水分。而且，随着身体内部新陈代谢的增加，身体也需要水分，以起利尿作用，将有害物质及早排出体外。水果、菜汤、牛奶要尽量多吃。虽说孕妇在妊娠期间必须控制水分的摄入量，但在有妊娠反应的时期，不会因摄水过量造成浮肿。轻度呕吐多数在2～3个月后消失。如果孕吐反应强烈，甚至产生脱水现象，应及时前往医院诊治。

胎动不安怎么办？安胎良方保无忧

症　状　胎动不安，先兆流产，滑胎（习惯性流产）

老偏方　安胎鲤鱼粥；苎麻根安胎方；艾叶安胎方

　　妊娠后阴道不时下血，或时下时止，量少而无腰酸腹痛者称为胎漏；若妊娠期见有腰酸、腹痛、下腹坠胀或伴有少量阴道出血者称为胎动不安。胎漏、胎动不安是流产的先兆，若不及时治疗，或久下不止，则可导致堕胎。堕胎、小产连续发生 3 次以上者，则属习惯性流产，中医学称之为"滑胎"。

　　中医学认为，引起胎漏、胎动不安的病因主要包括以下两个方面：一方面胎元是夫妇之精气不足，两精虽能结合萌胎，但胎元不固，或胎元有缺损，胎多不能成实；另一方面母体多因气血虚弱，肾气不足，或房事不节，耗损肾精，或因邪热动胎，或孕后跌仆闪挫，或手术和药物及有毒物质影响，干扰胎气。

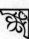

◎**安胎鲤鱼粥**

组成：鲤鱼 1 条（约 500 克），苎麻根 15～30 克（鲜者 60～90 克），糯米 50～100 克。

用法：将鲤鱼去鳞及内脏，洗净后切块煮汤；另取苎麻根煎取

汁，入鲤鱼汤中，加入糯米煮成粥。每日 1 剂，饭前温
服，可加少许精盐、姜末、葱花调味。此方对先兆流产，
腰酸出血，胎动不安，或浮肿者，尤为适宜。

临床经验证实，安胎鲤鱼粥对妊娠胎漏或胎动不安者，服之有安胎保孕作用。鲤鱼健脾肾，调冲任，妇科是良药。如《千金备急要方》用鲤鱼配当归、白芍、白术、生姜等，治"妊娠肿大，胎间有水气"。经后人实践，此方用于治妊娠期羊水增多症及水肿有良效。《太平圣惠方》用鲤鱼配苎麻根、糯米煮粥食治胎动不安；配葱豉、生姜治胎孕壅热，不能下食，心神躁闷。此外，还有配海螵蛸、芡实治体虚带下；配穿山甲、通草治产后乳汁不足等。在鱼类中，鲤鱼可以说是孕妇的上佳保健食品。

苎麻根为荨麻科植物苎麻的根和根茎。味甘，性寒。凉血止血，安胎，清热解毒。苎麻根既能止血，又能清热安胎，历来视为安胎之要药。凡胎热不安、胎漏下血之证，可单用取效，如《梅师集验方》治妊娠胎动下血腹痛，以单味苎麻根煎汤服用。若治劳损所致的胎动腹痛下血，常配地黄、阿胶、当归、白芍等同用，如苎根汤。

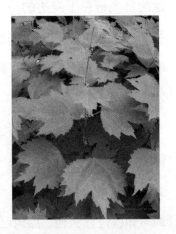

有一则故事足以证实苎麻根安胎的神奇功效。

据传，唐朝初建，山东境内的窦建德所部有一将军率兵和李世民所

率领的唐军对抗。将军有一个夫人，已有三个月的身孕，随夫出征，只有一个丫鬟服侍。这天夜里三更时分，将士们都在睡觉，突然外面杀声四起、火光窜动，原来是唐军偷袭。将军赶快披挂上阵，命令丫鬟带着夫人快点逃跑。唐军士气高涨，又是偷袭，出其不意，打得将军的士兵毫无还手之力，只得拼命逃窜，夫人和丫鬟也在乱军中奔逃。到了五更时分，夫人实在跑不动了，但是听着唐军的马蹄声逐渐逼近，夫人只好和丫鬟躲到小坡上的一块苎麻地里藏身。

　　过了大概一个时辰，唐军终于离开了，没有发现她们，主仆俩总算松了一口气。丫鬟扶着夫人起来准备去找将军，谁知夫人刚站起来就感觉腹痛难忍，而且还发现了血迹，丫鬟大惊，这无疑是奔跑太急动了胎气。丫鬟急忙说："夫人，您先忍一下，我带您去镇上找大夫。"夫人皱了一下眉说："不行，我实在是走不动了，你先给我去找点东西吃吧。"丫鬟一听可犯了愁，在这荒郊野外去哪里给夫人找东西吃呀。就在这时，她的目光落在了身边的一块苎麻地里，心想：小时候家里闹饥荒，听说苎麻的根茎可以吃，看来也只好用这个充饥了。于是，她挖出一些苎麻的根茎，用衣服擦干净，剥去外皮，又捡了一块石头，把苎麻根捣碎喂给夫人吃。

　　说来也巧，夫人吃下去之后，没过多久就感觉腹中疼痛减轻了，下体也不再流血，便和丫鬟一起又走了半天，来到附近的镇上找大夫。大夫询问了夫人的病情，又给她把脉，说道："夫人本有胎动不安之症，却不知服过什么药，胎象已渐安稳。"夫人回答："我并未吃过什么药，只是早上吃了一点苎麻根充饥。"大夫笑道："这就对了！夫人有所不知，这苎麻根是清热安胎之要药。您若不是服过此药，恐怕此时腹中胎儿早已不保了。"听到这话，夫人心中感到无比欣慰。大夫给将军夫人开了一些安胎药，夫人谢过大夫之后，又赏给丫鬟一个贴身翡翠手镯。之后，夫人寻找到了将军，半年后喜得贵子。

古代医家很早就阐述过苎麻根安胎的功效。《名医别录》说它能"安胎"；《日华子本草》说它"治心膈热，漏胎下血，产前后心烦"。苎麻根安胎的机制何在？《医林纂要·药性》是这样解释的："孕妇两三月后，相火日盛，血益热，胎多不安。苎根甘咸入心，能布散其光明，而不为郁热，此安胎良药也。"《本草便读》释云："苎麻根，甘寒养阴，长于滑窍凉血，血分有湿热者亦属相宜。大抵胎动因于血热者多，或因伤血瘀者亦有之。安胎之义，其即此乎。"用苎麻根安胎，诚为可信。下面再介绍几则用苎麻根安胎的偏方、验方。

◎苎麻根粥

组成：生苎麻根 30 克，陈皮（炒）10 克，粳米、大麦仁各 50 克，精盐少许。

用法：先煎苎麻根、陈皮，去渣取汁，后入粳米及大麦仁煮粥，临熟，放入盐少许。分作 2 次服，每日空腹趁热食。

功效：凉血，止血，安胎。适用于血热崩漏、妊娠胎动下血及尿血、便血等症。

◎苎麻根鸡汤

组成：苎麻根（干品）50 克，老母鸡肉 250 克。

用法：将苎麻根洗净，切片；老母鸡洗净，去皮及脂肪，切小块，同放锅内加清水8碗，武火煮沸后文火熬至2碗，加盐调味成汤。食肉饮汤，1日分2～3次食完。

功效：方中苎麻根味甘，性平，功能补肾固精，安胎止血；老母鸡甘、温，养血补肾。适用于肾虚所致之胎漏、胎动不安者。

在安胎偏方中，艾叶也是一味很好的安胎良药。晋代葛洪《肘后备急方》以单味艾叶酒煎服，治"妊娠胎动或腰痛，或抢心，或下血不止"；《子母秘录》取艾叶醋煎服，治"胎动迫心作痛"。艾叶性偏温，《本草纲目》说它"温中，逐冷，除湿"。故艾叶安胎适宜于虚寒性胎动不安者，对于习惯性流产属肾虚者多配伍菟丝子、桑寄生、续断、阿胶等用。民间常用的是艾叶煮鸡蛋。

◎艾叶蛋茶

组成：干艾叶12～15克，鸡蛋2个。

用法：艾叶、鸡蛋洗净，放锅内，清水2碗煎至1碗，取出鸡蛋，剥去蛋壳后再煮片刻即可。食蛋饮汤，每日1次。

功效：方中艾叶温暖胞宫，止痛安胎，又能止血；鸡蛋滋阴养血。适用于胞宫虚寒之胎漏、胎动不安，习惯性流产。

我有一位神交已久的同仁田医生曾介绍过这样一则典型医案：晓红

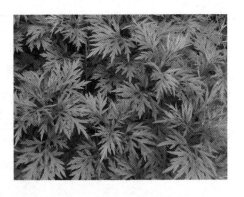

的嫂子先后妊娠了几次，都流产了。医生说是习惯性流产，调理不好可能终身不孕。我听老人说艾叶煮鸡蛋治疗习惯性流产很有效，于是，我就让她取鲜鸡蛋2个，艾叶12克，用砂钵盛装，加水适量用文火煮（蛋熟后去壳再煮），孕后第1个月每日食用1次，连用7天；孕后第2个月，每10天服食1次；孕后第3个月，每15天服食1次；孕后第4个月，每月食用1次，直至妊娠足月。如今，晓红的嫂子已经顺产生出了可爱宝贝，很是惹人喜欢。

医学上将连续流产3次以上称为习惯性流产，中医学又称为"滑胎"。对于此病的治疗，中医常从气虚、阴虚、肾虚、阳虚四个方面辨证论治。用艾叶煮鸡蛋是民间常用方剂。此方中艾叶味辛，性苦，温无毒，具有止血安胎的作用，对胎动不安、习惯性流产有显著功效。鸡蛋味甘，性平，有滋阴润燥的作用，主治胎漏下血。两药匹配，治习惯性流产取得满意疗效，诚为可信。

对于习惯性流产而言，通常认为虚证居多，治疗应从补虚入手，强调固肾安胎。下列食疗偏方可供参考选用。

◎**桑寄生鸡蛋茶**

组成：桑寄生20克，大枣10枚，鸡蛋2个。

用法：大枣洗净去核，桑寄生、鸡蛋洗净，清水3碗煎至1碗，取出鸡蛋，剥去蛋壳后再煮片刻，饮水吃大枣、鸡蛋。

功效：方中桑寄生甘、微苦、平，功能滋补肝肾，养血安胎，
大枣味甘养血。补肝肾，养血安胎。适用于各种类型之
胎漏、胎动不安。

◎参术黄芪红枣粥

组成：党参、白术、黄芪各9克，大枣5枚，糯米50克。

用法：煮稀粥服食，每周2～3次。

功效：益气养血安胎。适用于气血虚弱的习惯性流产者。

◎糯米阿胶粥

组成：阿胶30克，糯米100克，红糖少许。

用法：糯米洗净，煮粥。粥煮成后加阿胶、红糖，用勺边煮
边搅匀，至阿胶完全溶化即成。

功效：本方出自唐代咎殷所注《食医心鉴》，用于治疗妇人妊
娠胎动不安。阿胶性平，味甘，是常用的养血安胎药。
《本草纲目》云阿胶能"疗吐血，女人经水不调、无子，
崩中带下，胎前产后诸症"。养血安胎。适用于血虚不
能养胎所致的胎漏、胎动不安。

◎莲子龙眼山药粥

组成：莲子、龙眼肉各50克。

用法：文火煲汤，加山药粉100克煮粥。妊娠后即开始食用，

每日 1 次。

功效：健脾养血安胎。此方适宜于阴道出血、小腹坠痛、腰腿酸软、苔白舌淡、有习惯性流产史者。

◎杜仲炒腰花

组成：杜仲 15 克，猪肾 2 个。

用法：先将杜仲煎汁约 50 毫升，加盐、糖、酱油、料酒、鸡精，淀粉勾芡待用。猪肾去臊腺筋膜，切片，炒熟，兑入芡汁翻炒即成。

功效：杜仲自古以来就被誉为祛病延年的佳品，既善补肝肾而强筋骨，是治疗肾虚腰痛的要药；又善调冲脉，固经安胎以治胎动不安，胎漏下血。固肾安胎。适用于胎动不安、习惯性流产，又可治肾虚腰痛、阳痿遗精、尿频等多种病症。

◎二蒂散

组成：南瓜蒂 3 个，莲蓬蒂 6 个。

用法：共焙黄为末，分 3 次米汤送服，1 日服完。

功效：方中南瓜蒂，性味甘平，清热安胎；莲蓬蒂，味苦、涩，性温，消瘀止血。故此方有清热、止血、安胎作用。适用于先兆性流产出血较多者。症见胎动腹痛、阴道出血、面赤口干、五心烦热、小便短赤等。

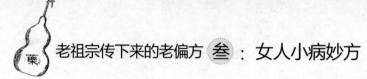

温馨提示

防止习惯性流产，自我保健是关键

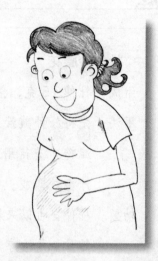

对于有习惯性流产史的妇女来说，孕期保健显得尤其重要。首先，要做到生活规律，劳逸适度。起居以平和为上，既不可太逸（如过于贪睡），亦不可太劳（如提擎重物或攀高履险等）。逸则气滞，导致难产；劳则气衰，导致伤胎流产。因此，孕妇一定要养成良好的生活习惯，作息要有规律，最好每日保证8小时睡眠，并适当活动。这样，才能使自己有充沛的体力和精力来应对孕期的各种情况。另外，孕妇衣着应宽大，腰带不宜束紧，平时应穿平底鞋。要养成定时排便的习惯，还要适当多吃富含纤维素的食物，以保持大便通畅。大便秘结时，避免用泻药。

此外，要注重饮食调理。孕妇要注意选食富含各种维生素及微量元素、易于消化的食品，如各种蔬菜、水果、豆类、蛋类、肉类等。胃肠虚寒者，慎服性味寒凉的食品，如绿豆、白木耳、莲子等；中医学有"胎前一盆火"之说，对于体质阴虚火旺者，慎服雄鸡、牛肉、狗肉等易使人上火的食品，以免"火上浇油"而伤胎动气。

妊娠咳嗽易伤胎，调治首选是食疗

症　状　妊娠期间咳嗽不止

老偏方　川贝枇杷叶炖梨；止咳食疗诸方

丽芸挺个大肚子由丈夫陪着来看医生，她说妊娠六个多月，近日咳嗽真的好难受。日夜都在咳，夜间更厉害，半夜会咳醒，十几个晚上没有睡好。而且咽喉发干发痒，像有异物，有时会咳出黄白相杂的黏痰；严重的时候，还会咳出尿。每当咳得不停的时候，她心里不免担忧，总会情不自禁地用手抱着肚子，真怕把宝宝咳出来。

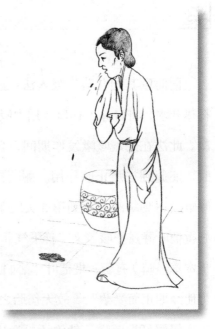

丽芸去看西医，医生说她是感冒引起的咳嗽，可她自己回忆说好像是前不久吃了黑椒牛排，后来咽喉才不舒服开始咳的。医生建议她输液并用点抗生素，可夫妇俩怕影响宝宝健康，不敢尝试。丽芸转而看中医，吃过两盒双黄连口服液，效果不太好。于是我建议她用简易的偏方治疗。

◎川贝枇杷叶炖梨

组成：雪梨1个，川贝母粉3克，枇杷叶6克（新采摘的鲜枇杷叶12克），冰糖25克。

用法：将新鲜的梨子去皮、剖成对开去核，梨中间纳入川贝母粉后合拢；枇杷叶刷洗去毛，煎取汁100毫升。将川贝梨放入碗中，倒入枇杷叶汁和冰糖，放在锅中隔水蒸，待梨子蒸熟软后，趁热食梨、饮用汤汁，每日服1次。

　　同时嘱其配合蒸气吸入法：用直径为10～15厘米的深桶杯，盛半杯热开水，将口鼻入杯口，用力吸蒸气。待水稍冷再换开水，反复2～3次。此法在妊娠咳嗽发作期间，自感有咳嗽不爽、胸闷气阻、烦躁不安时，能起到祛痰止咳作用。丽芸按我介绍的内外治法进行调理，3天后咳嗽就得到缓解，用到第5天时就不再有咽痒、咳嗽的症状。有人或担心枇杷叶降逆止咳，又"善下气"，是否有碍胎气，其实大可不必担忧。《本草经疏》有云，枇杷叶"治妇人发热咳嗽……佐补阴清热之药服之，可使经期正而受孕"。故无伤胎之虑，且有助孕之功。

　　缓解妊娠咳嗽，外治还可选用热敷止咳法。具体方法：根据个体差异选用不同型号的热水袋，装盛60～70℃的热水，放置于患者背部，白天和晚上均可进行，持续时间视病情而定，一般2～5天，平均为3～5天。背部热敷具有使上呼吸道、气管、肺等部位的血管扩张，血液循环加速，增强新陈代谢和白细胞的吞噬能力等作用，有利于宣通肺气，化痰止咳。

注意事项：①热水袋不可直接放在患者背部，应隔 1～2 件内衣，或将热水袋外包一块毛巾；②水温一般以 50℃为宜；③如有发热者忌用。

妊娠期久嗽不已，或伴五心烦热者，称为"妊娠咳嗽"，亦名"子嗽""子呛"。《诸病源候论》有"妊娠咳嗽候"的记述，如久嗽不愈，潮热盗汗，痰中带血，精神倦怠，形体消瘦者，属于劳嗽，俗称"抱儿痨"。

妊娠咳嗽虽是一个症状，但发生在妊娠期，病久不愈，或咳嗽剧烈，亦有伤胎之虑，特别是在妊娠的前 3 个月，因久咳伤气，易致胎元受损。故《女科经纶》说："久嗽不已，则伤胎。"故应重视妊娠咳嗽的防治。因其咳发于妊娠期间，尤须注意胎孕。治疗必须治病与安胎并举，对过于降气、豁痰、滑利等碍胎药物必须慎用。

妊娠咳嗽的治疗，患者及其家属对应用中西药物都存在抵触情绪，因为害怕药物伤及胎儿。所以，临床上对妊娠期间的咳嗽患者，一般多采用饮食疗法。现根据中医辨证论治原则，为读者介绍若干则食疗偏方。

◎烘烤橘子

组成：新鲜橘子 1 个。

用法：在橘子底部中心用筷子打一个洞，塞一些盐，用铝箔纸包好之后放入烤箱中烤 15～20 分钟，取出后将橘子皮剥掉趁热吃。或将陈皮 10 克，加水煎茶，大口喝下，颇具奇效。烘烤橘子是一则防治孕妇咳嗽的民间偏方，效果非常不错。

◎白萝卜饴

组成：白萝卜1根。

用法：将白萝卜切成1厘米大的小丁，放入干燥、干净容器中，
加满蜂蜜，盖紧，浸渍3天左右会渗出水分与蜂蜜混合，
放入冰箱保存。服用时，每次舀出少许（约2汤匙）加
温开水饮用，止咳效果非常好。若临时要喝，没时间浸渍，
可将白萝卜磨碎，加1/3量的蜂蜜拌匀，再加温水饮用。

功效：润肺利咽。主治肺燥咳嗽。

◎糖煮金橘

组成：金橘若干。

用法：将金橘洗净，用牙签戳两三个洞，加水淹没煮沸，加入
冰糖，用小火熬烂，趁热食用。没喝完的放凉，存入冰
箱保存，每次舀一些温热食用。

功效：行气解郁，消食化痰，生津利咽。既治妊娠咳嗽，还可
用于预防感冒咳嗽。

◎橘饼松子煎

组成：橘饼2枚，松子仁30克，冰糖10克。

用法：加水适量煎服，每日3次，连服3天。

功效：滋阴养液，润肺止咳，补益气血，和胃畅中。治孕妇肺
　　　燥咳嗽、咽痒痰黏，伴有慢性便秘者有良效。

◎蜂蜜鸡蛋汤

组成：蜂蜜1勺（约15克），鸡蛋1枚。

用法：在锅里加入适量的水，加入蜂蜜搅匀，等水开了以后，
　　　打入1枚鸡蛋，煮熟即可，每日空腹早晚喝2次。

功效：润肺化痰。主治肺燥引起的久咳，干咳。

◎芝麻冰糖水

组成：生芝麻15克，冰糖10克。

用法：将芝麻研成粉末，加入冰糖，用烧开的水冲饮，每日喝
　　　2～3次即可。

功效：润肺，生津，止咳。尤适于夜间咳嗽。

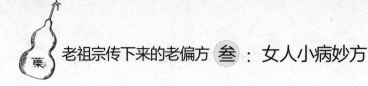

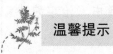温馨提示

妊娠咳嗽康复须知

妊娠咳嗽是令孕妇及产科医生苦恼的症状，若咳得太多或太过激烈，使腹压增加，会导致流产或早产。但患有咳嗽的孕妇，也不可乱服成药，因为有些治疗咳嗽的中药、西药对胎儿会有影响。因此要治疗，一定要到医院找医生诊治，这样才不会祸及胎儿。

◆ **均衡饮食，补充营养** 孕妇咳嗽，应该多食用清淡的食物，注意营养合理搭配。咳嗽时孕妇可多食用水果和蔬菜，补充维生素C、蛋白质、微量元素，提高自身免疫力。若为阴虚造成的咳嗽，孕妇可多食用一些润肺的清淡食物。妊娠妇女因咽喉疼痛引起感染，且嗓子干痛难忍时，可喝杯蜂蜜柠檬水，滋润一下咽部。

◆ **注重食疗，重视禁忌** 孕妇咳嗽期间，不要吃糖果、饼干等甜食和易上火的食物；不要食用油腻、辛辣的食物，如辣椒、花生、瓜子、油炸物等；忌食生冷食物。

◆ **注意休息，要多喝水** 通过休息来调节身体，喝水则有助于毒素通过尿液排出，缓解病症。应多喝温开水，将温开水含在口中也有很好的止咳效果。经常用盐水漱口可以防治呼吸道感染，蜂蜜柠檬水也能够缓解咽喉疼痛的症状。

孕妇便秘莫大意，养血润肠慎调理

症　状　妊娠便秘

老偏方　杏仁芝麻膏；三仁粥；蜜饯双仁

便秘是女性妊娠后非常容易出现的烦恼之一。由于便秘比较常见，所以很容易被忽视，但是孕期的便秘一定要引起足够的重视，因为便秘不仅影响母体健康，还有可能对腹中的宝宝造成威胁。

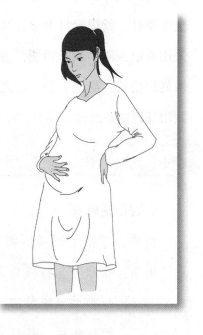

对于孕妇来说，便秘会增加体内毒素，导致机体新陈代谢紊乱、内分泌失调，从而出现皮肤色素沉着、瘙痒、产生斑点形成妊娠斑；长期便秘，加上胎儿体重逐渐增加，腹内压增大，盆腔血液循环回流不畅，还会引起痔疮、便血、肛裂等。孕妇是痔疮的高发人群，发生率高达 76%，便秘是头号敌人。更为严重的是，长期便秘会引起食欲减退、头晕头痛、睡眠不安、精神萎靡，导致贫血和营养不良，对宝宝的发育很不利。在极端的情况下，因为便秘，如厕的时候用力过猛，还有过早产的病例。所以，不要小看便秘这个问题。

那么，孕期为什么容易发生便秘呢？西医学认为，妊娠后体内会分泌大量的孕激素，孕激素增多会抑制肠蠕动，引起胃肠道肌力减弱、肠蠕动减慢。再加上子宫逐渐增大会压迫直肠，使粪便在肠内停留的时间延长，从而导致便秘。

然而，调治孕妇便秘又最忌用通常的泻下通便法，滥用泻药极可能会导致流产。再者，泻药一般为寒凉药物，对孕期女性也会带来一定的危害。中医学认为，妊娠期的女性在生理上"聚血以养胎"，血虚阴亏不能濡润大肠，可致肠燥便秘；"胎前一盆火"，加上滥补，倘若身体虚不受补，就很容易上火，又可出现热结便秘。因此，调治孕期便秘宜采用养血滋阴、润肠通便，或清热生津、增液润肠法。运用饮食疗法调治妊娠便秘，简便安全，行之有效，当视之为首选。谨此，介绍若干则调治妊娠便秘的食疗偏方，供参考选用。

◎杏仁芝麻膏

组成：甜杏仁 60 克，黑芝麻 500 克，白糖、蜂蜜各 250 克。

用法：将甜杏仁打碎成泥，黑芝麻炒香后研为细末，与白糖、蜂蜜共置瓷盆内，上锅隔水蒸 2 个小时，离火，冷却，贮瓶备用。每日 2 次，每次 1～3 匙，温开水调服，连服 2～3 天可见效。

功能：补肝肾，益精血，养阴润肠。适用于妊娠血虚，阴液耗损，肠燥便秘。

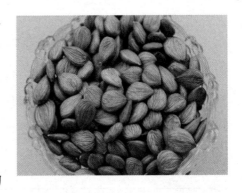

方中甜杏仁性味甘平，润肺、平喘，可治虚劳咳喘、肠燥便秘，《现代实用中药》载："有滋润性，内服具轻泻作用，并有滋补之效。"黑芝麻补肝肾、益精血、润肠燥，其性味平和，富油性，膳食纤维的含量相当丰富，占质量比重的20%左右。研究发现黑芝麻具有轻微致泻作用，对便秘有疗效。至于蜂蜜也是治疗便秘的好东西，它富含各种维生素、矿物质、有机酸（如乳酸），能祛痰润肺、促进消化，并增强肠蠕动，很适合消化不良、习惯性便秘的患者服用。

◎三仁粥

组成：甜杏仁15克，松子仁15克，核桃仁15克，粳米60克。

用法：三者微炒，共捣碎研细，同粳米一起入锅，加水熬成粥即可。食用时调入适量蜂蜜，当早餐空腹温食。每日1剂，可连用3～5天。

功效：养血益阴、润燥通便，滋养肺肾、润肺止咳。适用于阴血虚亏，孕妇肠燥便秘、妊娠咳嗽等。

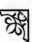

◎蜜饯双仁

组成：甜杏仁250克，核桃仁250克，蜂蜜500克。

用法：先将甜杏仁炒至黄色（勿焦），放在铝锅中加水煮1小时，再下核桃仁，收汁将干锅时，加入蜂蜜，拌匀，再沸即成。
每服 3 克，每日服 2 次。

功效：补肺肾，养阴血，润肠通便。经常食用，还可治肺肾两
虚型久咳、久喘等。

◎ 当归苁蓉猪血羹

组成：猪血 125 克，当归 15 克，肉苁蓉 15 克。

用法：先将当归和肉苁蓉放入砂锅，加水煮取药液去渣。再将
猪血洗净后切块，放入药液中煮熟，熟后加适量猪油、
葱白、盐、鸡精、香油等混合均匀，趁热空腹食用。每
日 1 次，可连服 5 ～ 7 天。

功效：养血温肾，润肠通便。适用于孕妇阳虚便秘，症见大便
干或不干，排出困难，小便清长，面色萎黄或㿠白，四
肢不温，腹中冷痛，得热则减，腰膝冷痛，舌淡苔白等。

◎ 凉拌菠菜

组成：菠菜 250 克，麻油 15 毫升。

用法：将菠菜洗净切断，沸水焯
一下，加麻油拌匀吃。每
日 2 次，连服数天。

功效：泻热导滞，润肠通便。适

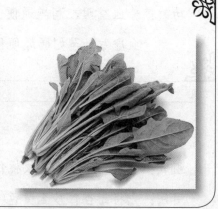

用于妊娠热结便秘，症见大便干结，腹胀腹痛，面红身热，口干口臭，心烦不安，小便短赤，舌红苔黄燥等。

◎黄豆皮饮

组成：黄豆皮 200 克。

用法：水煎取汁，分 2 次服。每日 1 剂，连服数剂。

功效：黄豆皮富含植物纤维，粗纤维含量为 38%，粗蛋白 12.2%，氧化钙 0.53%，磷 0.18%，木质素含量低于 2%。适宜于妊娠气滞便秘。症见大便干结，或不甚干结，欲便不得出，或便而不爽，肠鸣矢气，腹中胀痛，胸胁满闷，嗳气频作，食少纳呆，舌苔薄腻等。

◎炒薯叶

组成：红薯叶 500 克。

用法：加蒜、油、盐炒熟食。每日 2 次，连服数天。

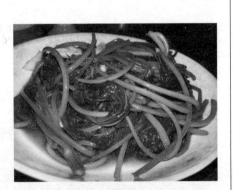

功效：红薯叶含丰富的叶绿素，能够"净化血液"，帮助排毒；含丰富的膳食纤维，可促进肠胃蠕动，用于防治妊娠便秘及痔疮有良效，尤宜于妊娠气滞便秘。

孕妇便秘除了血虚津亏，肠燥便秘外，还可能与气滞或体质虚寒有关。如果大便秘结，有便意而解不出来，还频繁嗳气、腹中胀痛、食量减少，那很可能是气滞便秘。此时若单纯养血润肠可能就无济于事，应该适量吃些橘子、陈皮、香蕉、海带、竹笋、红薯叶、黄豆皮等行气软坚的润肠之物。对那些有收敛固涩作用的食物，如怀山药、白果、莲子、芡实、栗子、石榴等就要注意少吃。

若便秘表现为大便艰涩、排出困难，还伴随着小便清长、四肢不温、喜热怕冷，或腹中冷痛、腰膝酸冷等症状者，大多是由体质虚寒或气虚引起的，这时就应该在养血润肠的基础上，常吃点核桃、羊肉、羊腰、虾、鳝鱼、泥鳅、鹿茸、肉苁蓉、菟丝子、冬虫夏草等温肾补阳、健脾益气的滋补品。忌食生冷食物。

 温馨提示

孕妇滥用补钙产品会导致便秘

很多孕妇会选择钙片补钙。殊不知，钙片口服进入胃肠道，吸收率是很低的，并且容易形成较硬的不溶解物质，导致便秘的发生。

目前，市售的补钙产品都含有碳酸钙成分，孕妇服用补钙产品后，对碳酸钙的吸收率也是最高的。人体对钙的吸收过程如下：在腹中胃酸的作用下，其中一部分碳酸钙会转变为氯化钙，进入肠道后就会形成磷酸钙，这些钙盐都是难以被吸收的物质，而且还会抑制肠道蠕动，使人难以排出，从而导致便秘。

研究还表明，进入体内的钙元素容易和肠道里的食物残渣及脂肪、草酸、磷酸、植酸等结合在一起，这样就会形成比较硬的不溶解物质，使人难以排出，造成便秘。

因此，孕妇补钙的方式要合理，最好通过牛奶、豆腐、芝麻、虾皮、蛤蜊、海参、田螺、紫菜、木耳、杏仁、山楂、葡萄干、胡桃、西瓜子、南瓜子、桑椹干、花生、莲子等食物补钙，容易吸收又没有不良反应，其中的许多食物还有防治便秘的功效。食疗补钙的同时，还要注意适当晒太阳，以促进维生素D生成，有助于钙吸收。

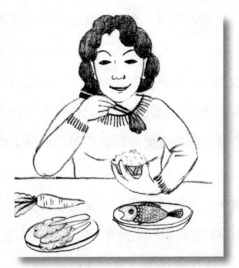

孕妇痔疮莫慌张，内外兼治有妙方

症　状　痔疮，肿胀、疼痛、便血
老偏方　地龙荞麦饺子汤；姜汁猪血菠菜；米醋煮羊血

　　痔疮是一种男女均易患的多发病，而妇女在妊娠期间，尤其是妊娠后期，更容易发生痔疮。据资料记载，孕妇痔疮的发生率高达76%。这是因为妊娠期间，盆腔内的血液供应增加，胎儿发育后，长大的子宫会压迫静脉，而造成血液回流受阻，再加上妊娠期间盆腔组织松弛，都有可能促使痔的发生和加重。孕妇罹患痔后若反复出血，可严重影响孕妇健康和胎儿发育。因此，必须引起重视。

　　中医学认为，孕妇逐渐增大的子宫对下半身血脉产生压力，气滞血瘀，特别容易患上痔。便秘较严重时，可选用麻仁润肠丸或地榆槐角丸。但是孕妇患痔用药时有许多需要避忌的，如泻下通便药、芳香走窜药等都有可能损伤胎元，因而我在临床上一般都推荐先采取饮食疗法。用地龙食疗孕妇痔就是一个很不错的选择。

◎地龙荞麦饺子汤

组成：地龙（蚯蚓）15克，荞麦面100克。

用法：将地龙放在瓦上焙成黄黑色，研成细末。荞麦面用清水
调匀，做成饺子皮，然后放入地龙末包成7～10个饺子，
用瓦煲煮熟，1次吃完，每日1剂。服用期间忌酒和辛
辣食物。轻者1剂，重者2～3剂可愈。

地龙又名蚯蚓，俗称曲蟮，性寒，味咸。《本草纲目》认为有通经活络、活血化瘀的功效，还有一定的清热解毒作用。研究表明，地龙所含蚯蚓酶有降低血液黏度，抑制血小板聚集、抗凝血，促进血流通畅等作用，故对盆腔瘀血、肛周静脉曲张所引起的痔疮有治疗作用。一位家传的中医肛肠科医生曾传有蚯蚓治痔疮的秘方：用地龙50克，焙干后研成粉末，装入胶囊，每次服用6粒，早、晚各1次。对于单纯的内痔、外痔或者混合痔，用蚯蚓治疗很有效，不妨一试。蚯蚓富含蛋白质、脂肪和碳水化合物，粗蛋白含量高达72%，并含有人体所需的氨基酸、维生素和微量元素。不仅有较高的药用价值，而且可以供食用。蚯蚓食品在我国台湾地区及美国、加拿大和东南亚等国极为畅销。

荞麦性凉，味甘。功能降气宽肠，消积化滞，清热消肿，化湿止带。荞麦含有蛋白质、脂肪、淀粉、氨基酸、维生素 B_1、维生素 B_2、维

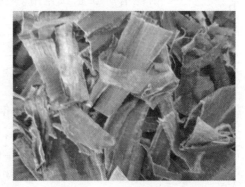

生素 P、芦丁、总黄酮、钙、磷、铁、镁、铜、铬等，营养成分十分丰富。荞麦中还含有丰富的芦丁，能有效地增加血管的韧性和强度，改善血液循环，配合地龙以奏化瘀消痔之功。美食营养又疗痔疮，何乐而不为。

下列两种食疗方亦可选用。

◎姜汁猪血菠菜

组成：菠菜 300 克，猪血 100 克，姜 25 克，酱油 15 毫升，香油 3 毫升，精盐 2 克，醋、味精、花椒油各少许。

用法：将菠菜带根洗净，切成约 5 厘米长的段，于滚开水中焯2 分钟后取汁，沥去水分，装盘抖散。猪血洗净切片后先入热油锅爆炒，熟后取出与菠菜混匀。姜去皮，洗净后捣烂取汁。待菠菜、猪血凉后加入姜汁和其他调料即可。佐餐食。

功效：生津补血，降血压，通肠利便，解酒毒。适用于便秘，痔疮，高血压等症。其中，猪血价廉物美，堪称"养血之王"。富含微量元素铁，又含有维生素 K，能促使血液凝固，因此有补血止血作用。对孕妇贫血、内痔出血，食之尤佳。

◎米醋煮羊血

组成：羊血 200 克，醋、精盐各适量。

用法：将羊血切小块，加入醋 1 碗煮熟，以精盐调味，食羊血。

功效：羊血在《随息居饮食谱》中称其"生饮止诸血，解诸毒。

> 熟食但止血，患肠风痔血者宜之"。《便民食疗》载："治大便下血：羊血煮熟，拌醋食最效。"故本方有化瘀止血之功，适宜于内痔出血、大便下血等症。

值得提醒的是，孕妇选用痔疮膏要谨慎。市面上常见的痔疮膏，常含麝香、牛黄、珍珠等药物成分，如痔疮膏中的麝香具有活血散结、止痛和催生下胎的作用，药理研究表明麝香对子宫有明显的兴奋作用，孕妇使用后容易发生流产或早产。因此为了宝宝的健康，准妈妈们如果得了痔疮，一定要在医生的指导下用药。妊娠期间如对脱出来的痔疮进行套扎、冷冻、激光等特殊治疗或手术切除，孕妇均需要冒一定风险。因此，只要不是大量或经常出血，应等到分娩以后再进行彻底治疗。对于孕妇痔疮症状较重又必须用药的，采取中医外治法比较安全。

◎熏洗方

组成：地骨皮 60 克，升麻 9 克，桃仁 12 克，槐花 60 克，地榆 60 克，野菊花 30 克，败酱草 30 克，五倍子 30 克。

用法：上药水煎去渣，趁热熏洗肛门，每日 2～3 次，连续 1 周，可用于治疗各型外痔。还可用芒硝 30 克，艾叶 30 克，莲房 4 只。上药加水 2000 毫升，煮沸后倒入盆内，先熏后洗，每日 2 次，药液可反复使用 2 天，连续熏洗数日，治疗内外痔。

◎云南白药糊

用法：先用温水将肛门周围洗干净，然后用白酒适量，加入云南白药药粉中调成糊状，敷于病变处，每日2次，治疗外痔。

◎涂擦方

组成：活河蚌1只，黄连粉0.5克，冰片少许。

用法：将河蚌撬开，掺入黄连粉及冰片，放入碗内，待其流出蚌水，用鸡毛蘸涂患处，每日数次。治疗痔疮肿痛偏于湿热蕴结型。

◎复方五倍子散

组成：五倍子（大者）1个，车前草、轻粉各1.5克，冰片0.25克。

用法：五倍子敲一孔，用阴干车前草揉碎填塞在五倍子内，用纸塞孔，湿纸包煨片时，取出待冷，去纸研末，取药末5克，加轻粉1.5克，冰片0.25克，共研细末，干撒痔上，治疗内痔。

◎肛门插药

组成：荆芥穗 30 克，地龙 20 克，蜣螂 6 个，黄蜡 30 克。

用法：将上药捣烂或研细末，掺入黄蜡成型，如小拇指粗细，

长为 5 厘米，插入肛门中上下滑动，每日数次，病愈为止。

此外，有报道用五倍子、田螺壳、橄榄核、冰片、大黄等制成"消痔锭"栓剂，日用 1 ~ 2 次，每次纳肛 1 枚，纳药前宜坐浴或便后洗净肛门。对各期内痔、混合痔者均有效，使用简便，安全可靠，无禁忌证及不良反应。

孕妇痔疮重在防，故应注意几点：一是适当参加一些体力活动，促进胃肠蠕动和血液循环。二是生活有规律，每日定时排便，保持肛门周围清洁，排便时不要久蹲不起或过分用力。三是保持大便通畅，防治便秘，适量吃些含纤维素较多的蔬菜，如韭菜、芹菜、白菜、菠菜等，以促进肠蠕动；水果以香蕉最佳，每天早晨饮一杯凉开水，吃好早餐，有助于促进排便，平时避免久坐久站。四是减少对直肠、肛门的不良刺激，少吃辣椒、芥末等刺激性食物，手纸宜柔软清洁。五是加强肛门锻炼，自行收缩肛门，放松后再收缩，连续做 3 次，每次 1 分钟，每日 3 ~ 7 次。

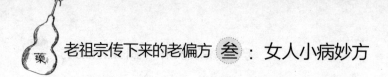

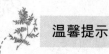
温馨提示

加强自我调护，促进痔疮康复

妊娠期痔疮一般采用保守疗法。对于习惯性便秘者，可经常食用一些润肠通便的食品，如蜂蜜、香蕉等有保持大便通畅作用；赤小豆与当归合煎，可治痔疮便血，肿痛；赤小豆与粳米同煎成粥亦有良好作用，是防治痔疮的优良食品；新鲜槐花可以做凉菜，包饺子，具凉血止痛、止血消痔的功效，亦可代茶饮；黑芝麻对于痔疮患者兼有便秘者，可长期服用，具有润肠通便，减轻痔疮出血、脱出的作用。

要养成良好的排便习惯，防止痔疮脱出。在如厕时应采取坐便式，而且排便时间不宜过长。如果在排便时痔疮脱出，应及时进行处理；排便后，先洗净肛门，然后躺在床上，垫高臀部，在柔软的卫生纸或纱布块上放些食用油，手拿油纸，将痔疮轻轻地推入深处，然后塞进一颗刺激性小的肛门栓。但是，不要马上起床活动，最好做提肛运动5～10分钟。如果在走路、咳嗽时痔疮脱出，那么按上述方法处理后，在肛门口还要用多层纱布压住、固定。另外，可用1：5000高锰酸钾溶液坐浴，每晚1次，保持外阴部位清洁，待分娩后再处理痔疮。

孕妇贫血要早治，补血多吃动物血

症　状　妊娠期间贫血，头晕眼花，面色无华，唇甲淡白

老偏方　猪血豆腐汤；红白豆腐

由于孕妇在妊娠期受到一些生理因素的影响（如血容量平均增加50%，妊娠早期呕吐、食欲缺乏等），可使血液中的血红蛋白相对低，或铁、叶酸、维生素等营养物质摄入不足引起血红蛋白不足，当孕妇的血红蛋白低于一定数值时即出现贫血。

一般来说，孕妇最容易出现的是缺铁性贫血，尤其是在多胎妊娠和患有胃肠道慢性疾病影响平时铁吸收时，贫血会更早出现，而且更严重。严重贫血的孕妇会使胎儿缺氧，引起胎儿宫内发育迟缓、早产，甚至死胎。孕妇本身还容易发生妊娠高血压综合征，产时及产后虽然出血不多，也会因血液贮备不足而导致休克，或因贫血严重导致心肌损害。因此，孕期妇女应定期检查血红蛋白，如发现贫血应及早治疗。

贫血大多是口服铁剂治疗，如硫酸亚铁、葡萄糖酸亚铁、富马酸亚铁及维血冲剂等。但有的孕妇及家属对服药补铁心存疑虑，还有的患者服用铁剂（如硫酸亚铁等）会出现恶心、呕吐、胃部不适等症状；而有早孕反应、妊娠恶阻的孕妇更无法接受铁剂治疗。我在临床上遇有类似的孕妇贫血患者，首先推荐的是食疗食补法，而在补血食疗方的选择上首选的是动物血，尤以猪血食疗最为常用。

◎猪血豆腐汤

组成：豆腐 250 克，猪血 400 克，大枣 10 枚。

用法：将洗净的大枣、豆腐、猪血一同放入锅中，加清水煮成汤。
煮到八成熟加调味品即可。吃豆腐、猪血，饮汤，每日
或隔日 1 次。连服 15 天为 1 个疗程。

功效：补血，生血，补充蛋白质。豆腐富含大豆蛋白和卵磷脂，
能保护血管、降低血脂、降低乳腺癌的发病率。猪血含
蛋白质 18.9%，该蛋白质由 18 种氨基酸组成，人体必需
的 8 种氨基酸它都具有。猪血含蛋白质比鸡蛋高 4.5%，
也高于牛肉、猪瘦肉蛋白质的含量，而且容易消化吸收。
豆腐与猪血同用可形成动物蛋白与植物蛋白的"互补效
应"，大大提高蛋白质的利用率和营养价值。本方对孕
妇贫血有显著补血生血之功效，对孕期营养不良、妊娠
水肿都有辅助治疗作用。

◎红白豆腐

组成：豆腐 150 克，猪血 150 克，红椒 1 个，葱 20 克，生姜 5 克，
盐 6 克，味精 3 克。

用法：豆腐、猪血切成小块，辣椒、生姜切片；锅中加水烧开，
下入猪血、豆腐焯水后，捞出。将葱、姜、辣椒片下入
油锅中爆香后，再下入猪血、豆腐稍炒，加入适量清水

焖熟后，调味即可。每周食用 2～3 次。

功效：这道菜营养丰富，能有效补充孕产妇所缺失的铁和血，
能保护心血管，同时还有益于胎儿神经、血管、大脑的
发育。

　　动物血，就其营养价值而论，含有多种营养物质，是非常理想的滋补佳品。我国第一部营养专著《饮膳正要》在许多方剂中都提到动物血，并高度评价了其营养价值。动物血液资源十分丰富，主要有猪、鸡、鸭、鹅和羊血等，以猪血为佳。

　　猪血与豆腐看起来其貌不扬，但新鲜的猪血豆腐烹制的菜肴和煮制的汤菜都十分鲜美。猪血有"液态肉"之称，含有多种无机盐和微量元素。如钠、钾、磷、铁、锌、锰、铜和钴等，这些元素都是人体不可缺乏的。其中含铁量非常丰富，每 100 克含铁高达 45 毫克，比猪肝高 2 倍，比鸡蛋高 18 倍，比瘦肉高 20 倍，其铁吸收率可高达 22% 以上。我们知道，铁是形成血液的重要元素，尤其对治疗缺铁性贫血有奇效。因此，孕妇补血吃猪血是不错的选择。

　　动物血中最廉价和最常见易得的是鸡血、鸭血、猪血，而且都是理想的补血佳品。它们的含铁量较高，易被人体吸收利用，可防治缺铁性贫血，还有利肠通便的作用。此外，动物血还可以清除肠腔的沉渣浊垢，对尘埃及金属微粒等有害物质有净化作用，是人体污物的"清道夫"。

　　对于孕妇贫血吃什么的问题，我认为还是应该从动物身上寻求解决之道。动物内脏，尤其是动物肝的铁含量往往高于动物的肉，因此，除

了动物血以外，我在这里还要向孕妇推荐食用动物肝如猪肝、羊肝、鸡肝等。动物肝脏不仅含有丰富的优质蛋白质，而且所含矿物质和维生素都高于一般肉类，尤其富含造血原料的铁和维生素 A、维生素 B_1、维生素 B_2。因此，适量食用动物肝脏不仅能补充孕妇的营养，而且对妊娠贫血还有很好的治疗作用。

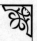

◎猪肝粥

组成：猪肝（其他动物肝脏也可）100～150克，粳米 100克。

用法：先将猪肝洗净切碎，与粳米一同入锅，加水1000毫升及葱、姜、油、盐各适量，先用旺火烧开，再转用文火熬煮成稀粥。每日服 1 剂，可分 2 次食用。

功效：益血补肝，明目。适用于血虚萎黄、贫血、慢性肝炎、夜盲、青光眼等症。

猪肝含有丰富的铁、磷，是造血不可缺少的原料，并且含有维生素 A、维生素 C 等多种营养物质，可采用炖、煮、炒、烩等方式制成菜肴，让孕妇食用大有裨益。但是要注意的是，猪肝食用前一定要去毒，因此建议大家到超市购买熟食。

◎菠菜羊肝汤

组成：菠菜60克，鸡蛋 2 个，羊肝 100克，姜丝、盐各适量。

用法：将菠菜洗净，切段，羊肝切片，用沸水煮，水再沸放入姜丝、
　　　盐，打入鸡蛋再煮。每日服 2 次，经常食用。治疗妊娠
　　　贫血疗效显著。

羊肝益血，补肝，明目，适用于血虚萎黄，女子孕期及产后贫血。据分析，每 100 克羊肝约含蛋白质 18.5 克，脂肪 7.2 克，还含有糖类、钙、磷、铁等，以及多种维生素如维生素 B_1、烟酸、维生素 C、维生素 A 等，诚为孕期补血养肝之营养佳品。

◎桑椹鸡肝汤

组成：桑椹 15 克，鸡肝 100 克，鸡蛋 1 个，绍酒、姜、葱、盐、
　　　生粉、酱油和植物油各适量。

用法：把桑椹洗净，去杂质；鸡肝洗净，切薄片；姜切片，葱
　　　切段。鸡蛋打入碗内，把鸡肝片放入，加入盐、酱油、
　　　生粉拌匀上浆，待用。炒锅置武火烧热，加入素油，烧
　　　六成熟时，下入姜、葱爆香。注入清水 300 毫升，烧沸，
　　　加入桑椹、鸡肝煮 5 分钟即成。每日 1 次，每次吃鸡肝
　　　50 克，随意喝汤吃桑椹。

鸡肝含有丰富的蛋白质、钙、磷、铁、锌、维生素 A 及 B 族维生素。肝中铁质丰富，是补血食品中最常用的食物。《本草汇言》载："鸡肝，

补肾安胎，消痔明目之药也。"桑椹主入肝肾善滋阴养血、生津润燥适于肝肾阴血不足及津亏消渴肠燥等症。现代研究发现，桑椹对脾脏有增重作用，可以促进血红细胞的生长，防止白细胞减少。本方对孕妇贫血，血虚萎黄，营养不良等均有良效，同时还有益肾安胎作用。

有人担心动物肝脏含胆固醇高，多食可引起高血脂、肥胖、冠心病。其实，适量吃，不多吃，还是利大于弊。每周2～3次，每次100克左右是可以放心食用的。这里推荐两种吃法，洋葱炒肝或大蒜炒肝，既增鲜除腥又降胆固醇，可谓两全其美。洋葱所含的葱素成分可以降低血液异常凝固的危险，降低血液胆固醇，预防血栓形成。同洋葱一样，经常食用大蒜能有效防治高脂膳食引起的血清胆固醇升高，血液凝固性增强，以及纤维蛋白溶解活性（血栓形成因素）降低，而减少高血脂、高血压、动脉硬化、血栓形成等心脑血管疾病的发生。大蒜的降血脂作用表现在防止血脂升高，防止高密度脂蛋白下降，提高纤维蛋白溶解活性等方面。动物肝脏用洋葱或大蒜炒熟食，或加入黑木耳、香芹等，这样食用也就不必为摄入较多的胆固醇担忧了。

治孕妇贫血的食疗偏方比较多，下面列举几则，以供参考选用。

◎当归羊肉汤

组成：山羊肉400克，黄芪、党参、当归各25克（纱布袋装）。

用法：羊肉切块，与药材同放入砂锅内，加水1000毫升，文火煨煮，至羊肉烂时放入生姜25克和食盐适量，吃肉喝汤，经常食用。此方最适宜于脾肾阳虚之妊娠贫血患者食用。

◎**黑豆枸杞猪骨汤**

组成：黑豆 30 克，枸杞子 15 克，猪骨 250 克，大枣 10 枚。

用法：将猪骨洗净、剁成块，黑豆、枸杞子洗净，所有食材放入瓦煲中，加清水适量用武火煮沸，改用文火煲 1 小时，加上调味品即可。

功效：补肝肾，益精血。用于孕妇贫血的调治，一般在 15 天后收到显著疗效。

◎**杞子大枣煲鸡蛋**

组成：枸杞子 20 克，大枣 10 枚，鸡蛋 2 个。

用法：同煮，蛋熟后去壳再同煮 10 分钟。吃蛋饮汤，每日或隔日 1 次。

功效：补虚劳，益气血，健脾胃。可治疗贫血症，还可用于体质虚弱、头晕眼花、健忘失眠、视力减退的调理。

◎**养女膏**

组成：阿胶 125 克，花雕酒 250 毫升，枸杞子 60 克，黑芝麻 60 克，核桃仁 70 克，大枣 100 克，红糖 50 克，陈皮 15 克。

用法：取阿胶加花雕酒浸泡 24～30 小时，勤翻动；将黑芝麻炒熟粉碎，核桃仁粉碎，大枣去核切碎。上药加适量水，开锅后小火煲 20 分钟，入冰箱冷藏。每日 2 次，每次 1 汤匙。

功效：本方治孕妇贫血疗效很好，而且可以防治妊娠便秘。

◎三红汤

组成：大枣 7 枚，红豆 50 克，带红衣花生 100 克。

用法：上 3 味共同熬汤，连汤共食之。适用于孕妇贫血及一般性贫血或缺铁性贫血。上述三种食物都有补脾生血之功，单用有效，三味合用更能增强补血作用。

◎莲子桂圆汤

组成：莲子、桂圆肉各 30 克，大枣 20 克，冰糖适量。

用法：将莲子泡发后去皮、心洗净，与洗净的桂圆肉、大枣一同放入砂锅中，加水适量煎煮至莲子酥烂，加冰糖调味。睡前饮汤吃莲子、大枣、桂圆肉，每周服用 1～2 次。

功效：补心血，健脾胃。适用于贫血乏力、神经衰弱、心悸、健忘、睡眠不安等。

◎首乌大枣粥

组成：制何首乌 60 克，大枣 5 枚，粳米 100 克。

用法：先以制何首乌煎取浓汁去渣，加入大枣和粳米煮粥，将成，
　　　放入红糖适量，再煮一二沸即可。热温服。何首乌忌铁器，
　　　煎汤煮粥时须用砂锅或搪瓷锅。

功效：补肝益肾，养血理虚。适用于孕妇肝肾阴虚之血虚证。

◎银耳大枣粥

组成：银耳15克，龙眼肉15克，大枣30克，粳米100克。

用法：将银耳去蒂、洗净、浸泡，大枣去核。粳米洗净后加适
　　　量水与银耳、龙眼、大枣同煮。每日服食，早、晚各1次，
　　　每次150毫升。

功效：健脾养血，化生气血。适宜于妊娠贫血、血小板减少、
　　　消化不良等患者服食。

众所周知，血液负责给全身（包括胎儿）运送氧气。血液中负责运输氧气的主要载体是血红蛋白。人体需要氧气的98.5%都是与血红蛋白结合，并运送至全身各处的。铁是合成血红蛋白的关键原料，没有铁是不会有血红蛋白的。所以，缺铁将导致血红蛋白浓度不足，继而血液运输氧气的能力不够，造成胎儿缺氧特别是脑缺氧。及时服用补铁补血药及食疗调治，彻底纠正缺铁性贫血也需要数周的时间，不可能马上纠正。因此，孕期缺铁性贫血应尽快尽早纠正，刻不容缓。

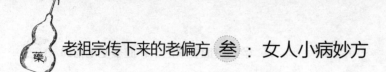

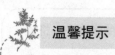温馨提示

健脾胃，补气血，益母养胎

清代单南山《胎产指南》说："若禀不足而气血衰，脾胃弱而饮食少，则虚症百出，孕成数堕，或产子不寿，必资药力以助母安胎寿子也。"此言孕妇若素体气血虚，脾胃虚弱，饮食减少，则亏虚日增，如此则有可能堕胎，或生育不健康的婴儿，必须健脾胃，补气血，以益母养胎。

妊娠贫血患者应注意饮食的调摄，平时多吃绿色蔬菜和含铁量高的食物，如动物血、动物肝、蛋黄、牛肉、猪肾、海带、豆类等。不饮茶，茶叶中的鞣酸会阻碍铁质的吸收。胃酸缺乏（如萎缩性胃炎、胃切除术后）者可适当口服些稀盐酸。盐酸能将食物中的铁游离化，增加铁盐的溶解度，有利于吸收。服一些维生素C，有利于食物中铁的吸收。使用传统的铁锅煎炒食物，锅与铲之间的摩擦会产生许多微小的碎屑，在加热过程中，铁可溶于食物之中，故铁锅是一种很好的补血器皿。

治妊娠心烦，小小偏方可解"子烦"之烦恼

症　状　妊娠心烦，郁闷不乐，烦躁易怒

老偏方　竹茹竹叶茶；茯苓竹沥饮；地黄枣仁粥

婚后不久就妊娠，眼见着肚子一天比一天大起来，"准妈咪"们充满着期待，充满着幸福，充满着喜悦。然而，有少数孕妇在妊娠以后，却会出现莫名的烦躁，郁闷不乐，或躁扰易怒等症状，有的孕妇常情绪波动还伴有血压升高。这究竟是怎么回事呢？

中医学把孕妇在妊娠期间出现烦闷不安、郁郁不乐或烦躁易怒等现象，称为"妊娠心烦"，亦称"子烦"。《经效产宝》指出："妊娠常苦烦闷，此是子烦。"《医宗金鉴·妇科心法要诀·子烦证治》云："孕妇时烦名子烦，胎热乘心知母痊。"又在注解中提到了产生子烦的原因："孕妇别无他证，唯时时心烦者，名曰子烦，由胎中郁热上乘于心也。"

中医学有"胎前一盆火"之说。说的是，女子妊娠期间因聚阴血以养胎，可形成阴虚或痰热体质。"子烦"的发生，则主要是孕后阴血不足，水不济火，痰热内蕴，火热乘心，扰乱神明所致。即所谓"无热不成烦"，热邪扰心，则神明不宁，但有阴虚、痰热之不同。如《沈氏女科辑要笺正》云："子烦病因，曰痰、曰火、曰阴亏。"

中医治疗本病，有虚实之分。虚烦者，烦而不满，治宜清热养阴；

115

肝郁者，烦躁易怒，两胁胀满，治宜疏肝解郁；痰火者，胸多烦满，治宜清热涤痰。对于妊娠心烦的治疗，可在心理疏导的同时，应用简便验方和食疗偏方加以调理。仅此介绍几则效验偏方，供参考选用。

◎竹茹竹叶茶

组成：竹茹 30 克，淡竹叶 6 克。

用法：加水煎取药汁，徐徐代茶饮。

功效：清心除烦。用于妊娠心中烦闷，坐卧不宁，手足心热，小溲短黄者。

◎竹沥茶

组成：鲜竹沥 30 毫升。

用法：将鲜竹沥用温开水冲兑，代茶饮，徐徐服之。用于痰火内蕴，妊娠烦闷不安，甚则心悸胆怯，头晕目眩，胸脘满闷，恶心呕吐痰涎者。

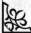

◎茯苓竹沥饮

组成：茯苓 15 克，竹沥 30 毫升。

用法：将茯苓水煎取汁，冲兑竹沥，1 日分 3 次服。

功效：清热安神。主治妊娠烦闷不安，焦躁易怒，胸脘满闷，痰黏口苦者。

◎ 地黄枣仁粥

组成：生地黄 30 克，酸枣仁 30 克，粳米 100 克。

用法：将酸枣仁炒后研碎，与生地黄同入煎煮容器中，加水300 毫升，小火慢煎，滤取药汁 150 毫升，备用。粳米洗净，煮成粥后加入药汁，再煮沸片刻。每日 1 剂，分早、晚温服。

功效：滋阴、清热、除烦。适用于阴虚所致妊娠心烦。

◎ 黄连阿胶鸡子黄汤

组成：黄连 5 克，白芍、阿胶各 10 克，鲜鸡蛋 2 个。

用法：前 2 味加水先煎取汁，以 30 毫升沸水烊化阿胶，合并两汁打入蛋黄，搅匀，煮沸。每晚睡前顿服。

功效：滋阴、清热、除烦。适用于阴虚所致妊娠心烦，夜寐不安者。

◎ 海橘饼

组成：广柑 500 克，胖大海 500 克，甘草 50 克，白糖 100 克。

用法：先将胖大海、甘草加水炖成茶，贮瓶备用。再将广柑去皮核，放小锅中，加白糖 50 克，腌渍一日，令广柑肉浸透糖，加清水适量，文火熬至汁稠，停火；又将每瓣广柑肉压成饼，加白糖 50 克，搅匀倒盘，通风阴干，装瓶。每服 5～8 瓣，用已做好的大海甘草茶冲下，每日 3 次。

功效：清热、燥湿、化痰，利咽。适用于痰火所致的妊娠心烦，咽干口燥。

◎菊花枸杞茶

组成：菊花5克，枸杞子10克。

用法：每日1剂，沸水冲泡，代茶频饮。

功效：用于阴虚肝旺头痛烦躁。

子烦的临床表现主要为心胸烦躁，血压升高，如果血压不能控制而迅速上升，可发展为先兆子痫或子痫。故要重视对子烦的治疗，必要时应到医院检查治疗，以控制症状和降低血压。

 温馨提示

重情志调摄，除妊娠心烦

妊娠心烦患者，首重精神调摄。孕妇应避免情志刺激，保持心情舒畅。

◆ **躁则抑之，遣意释怀，孕妇应学会自我调整**　"躁"是妊娠心烦的突出表现，"抑"是对情绪的自我调控，要学会遣意释怀的方法。孕妇应正确认识妊娠反应，保持心情舒畅、情绪稳定，以维持心理平衡。平日多想一些愉快的事，多读一些轻松、幽默的书籍，多看一些喜剧片和动画片，这样可缓解心理上的烦躁情绪。妊娠呕吐多是由神经系统紊乱、精神过度紧张造成的。每天到环境幽雅的地方散散步，和朋友聊聊天，精神上的放松可使孕妇体内循环畅通，从而减轻妊娠的不良反应，使孕妇的烦躁心理变得平静。

◆ **妻躁夫慰，体贴入微，丈夫当细心安抚宽慰**　孕妇"子烦"，心身都处在不适状态，此时若得不到丈夫的理解与抚慰，那将是一件非常痛苦的事情。所以，当看到妻子烦躁不安的时候，丈夫要从多方面体贴和照料妻子，既要在物质上多下功夫，又要在心理上加以疏导，精神上给予安抚和宽慰。丈夫要多为妻子准备一些适口、清淡、易于消化的食物，丈夫还要尽量说些风趣的话，讲些幽默的故事和笑话，使妻子心情开朗。丈夫在这个时候可别计较妻子的"无名之火"，千万不能和妻子计较。多陪妻子散散步，呼吸点新鲜空气，聊聊高兴的事，使精神放松。丈夫的体贴照料，是妻子消除烦躁心理最有效的良药。

此外，孕妇在饮食上当忌辛辣刺激之品，同时，避免劳累和受凉，注意孕期保健，要节制房事。

疗妊娠水肿，鲤鱼赤豆能消"子肿"之忧患

症　状　妊娠后五六个月下肢浮肿
老偏方　鲤鱼头煮冬瓜；鲤鱼汤诸方；赤小豆诸方

妊娠水肿，是指妇女在妊娠五六个月以后，出现下肢浮肿，腹围增大迅速（超过妊娠月），体重明显增加，甚至头面及全身皆肿的一种病症。90%以上的准妈妈，孕后期会发现自己一下"肿"了起来，脚丫也"胖"了一圈，甚至连以前的鞋也穿不进去，这正是孕期水肿现象。

妊娠水肿属中医学"子肿"的范畴。本病临床表现轻重不等。轻者，小腿以下有明显的指压性（凹陷性）水肿；较严重者，大腿以下浮肿，皮肤肿至发亮；严重者，浮肿可及腹壁及外阴。

咪娜妊娠4个月后发现足踝部浮肿，到5个多月时双下肢渐渐肿得很厉害，用大拇指压在小腿胫骨处，当压下后，皮肤明显凹下去，不能很快恢复，而且感觉两腿沉沉的、木木的。全家人都很担心，她的爱人就陪着她来找我。我给她测了血压、做了尿检，结果都正常。于是，我嘱咐咪娜要注意饮食调理，保证摄入足够的蛋白质、蔬菜，适当补充铁和钙剂，多休息，睡卧时取左侧卧位，下肢垫高15°等，并让她服食鲤鱼头冬瓜汤，如此调理1周后，水肿就渐渐消退了。

◎鲤鱼头煮冬瓜

组成：鲤鱼头 1 个，冬瓜 90 克。将鱼头洗净去鳃，冬瓜去皮切成块，把炒锅放在文火上，倒入鲤鱼头、冬瓜加水 1000 毫升，煮沸，待鲤鱼头熟透即可。

用法：吃鲤鱼头饮汤，每日 1 次。一般服 5～7 次有效。

功效：利水消肿，下气通乳。适用于脾虚型妊娠水肿。

鲤鱼健脾肾，调冲任，是妇科良药。中医学认为，鲤鱼味甘性平，功能利水消肿、下气通乳。治疗水肿胀满、脚气、黄疸、咳嗽气逆、乳汁不通。鲤鱼治病，早有记载。《名医别录》云："主咳逆上气，黄疸，止渴，生者主水肿脚满下气。"

李时珍论及鲤鱼的烹饪：用醋煮鲤鱼，赤小豆炖鲤鱼，鲤鱼煮粥服三种方法。鲤鱼汤或鲤鱼粥（糯米 100 克，阿胶 20 克，与鲤鱼、葱、姜、橘皮一起煮粥），尤其是孕妇出现水肿的妙方。因鲤鱼既能行水，又能安胎保孕。孕妇兼恶心呕吐，鲤鱼尚能开胃止吐。

《千金备急要方》用鲤鱼配当归、白芍、白术、生姜等，治"妊娠肿大，胎间有水气"。经后人实践用治妊娠期羊水增多症及水肿有良效。《太平圣惠方》用鲤鱼配苎麻根、糯米煮粥食治胎动不安；配葱豉、生姜治胎孕壅热，不能下食，心神躁闷。此外，还可配海螵蛸、芡实治体虚带下；配穿山甲、通草治产后乳汁不足等。其中，安胎鲤鱼粥对妊娠胎漏或胎动不安者，服之还有安胎保孕的作用。方法：取鲤鱼 1 条约 500 克，去鳞及内脏，洗净后切块煮汤，另取苎麻根 15～30 克，煎取汁，入鲤鱼汤中，加糯米 50 ～ 100 克煮成粥食。此方对先兆流产，腰酸出血，胎动不安，或浮肿者，尤为适宜。

据现代分析研究，鲤鱼的蛋白质含量不但高，而且质量也佳，人体对其消化吸收率可达 96%，并能供给人体必需的氨基酸、矿物质、维生素 A 和维生素 D；每 100 克鱼肉中含蛋白质 17.6 克、脂肪 4.1 克、钙 50 毫克、磷 204 毫克及多种维生素，而每 100 克新鲜鲤鱼头脑组织就含维生素 C 8.30 毫克。因此，鲤鱼非常适宜孕妇食补食疗。

冬瓜味甘、性寒，有清热解毒、利水消肿的功效。冬瓜富含蛋白质、糖、粗纤维、无机盐、矿物质钙、磷、铁等。由于冬瓜含钠量低，有利小便的作用，因而是妊娠水肿者最理想的食物。《随息居饮食谱》说："若孕妇常食，泽胎化（解）毒，令儿无病。"说明孕妇食之，还有利于胎儿发育，防止出生后的婴儿得病。推荐孕妇平时可以在家做鲤鱼冬瓜汤、排骨冬瓜汤来喝。在上面介绍的这个偏方里，冬瓜与鲤鱼相配伍，既能增加孕妇的营养，又能起到利水消肿的作用，实为治妊娠水肿之妙方。

临床以鲤鱼为主，用于治疗妊娠水肿的食疗方还很多，现推荐几则供选用。

◎**杜仲鲤鱼汤**

组成：鲤鱼 500 克，杜仲 30 克，枸杞子 30 克，干姜 6 克。

用法：将杜仲、枸杞子、干姜等 3 味洗净，装入纱布袋，扎口；鱼去鳞、鳃及内脏，洗净，与中药同煮 1 小时，去药袋，酌加调味品即成。饭前食鱼饮汤，每日或隔日 1 剂。

功效：补益肝肾，调理冲任，固经安胎，温肾利水。适用于肾

虚妊娠水肿。方中杜仲有降血压作用，故本方还可用于
防治妊娠高血压、先兆子痫。

◎术芍鲤鱼汤

组成：鲤鱼 500 克，白术 15 克，白芍 15 克，茯苓 12 克，橘
皮 6 克，生姜 6 克。

用法：将上药布包煎煮，取药液加生姜等佐料煮已洗净的鲤鱼，
食鱼饮汤。

功效：健脾利水，理气调中。适用于脾虚型妊娠水肿。

◎鲤鱼茯苓汤

组成：红鲤鱼 1 条（约 250 克），茯苓 60 克。

用法：将鲤鱼洗净，去鳞、鳃和内脏后，加入茯苓及清水 1000
毫升，以文火煎成 500 毫升，分 2 次温服。每日 1 剂，
连服 20 天为 1 个疗程。

功效：健脾渗湿，利水消肿。据《广西中医药》报道，用此方
治妊娠水肿 135 例，总有效率达 96.2%。

◎鲤鱼术苓汤

组成：鲤鱼 1 条（约 500 克），白术、茯苓各 30 克，赤小豆 60 克，

生姜 3 片。

用法：将鲤鱼去内脏洗净；白术、茯苓煎水取汁；再将赤小豆、生姜同放入鱼腹内，加入药汁，炖汤服用。食鱼饮汤，每日 1 剂。连用 5～7 天，水肿即可逐渐消退。

◎鲤鱼大腹皮汤

组成：鲤鱼 500 克，白术 15 克，大腹皮 10 克，陈皮 10 克，生姜皮 3 克。

用法：将鲤鱼宰杀干净，药物用布包好，同放入锅内，加水 1000 毫升，文火炖至烂熟，去药渣，用葱、蒜、酱油及少许精盐调味。食鱼肉喝汤。早、晚分 2 次服，连服 3～4 剂。

功效：方中白术可益气安胎；大腹皮据《本草纲目》记载能"消肌肤中水气浮肿"，又能"降逆气"，治"胎气恶阻胀闷"。健脾和胃，利水消肿，益气安胎。适用于妊娠水肿、妊娠恶阻及胎动不安等证。

　　一般认为，妊娠水肿主要是营养障碍和静脉回流不畅所致。妊娠后，由于血液稀释及营养需要增加，孕妇易出现缺铁性贫血及低蛋白血症，组织内渗透压低于血液，血液中的血浆就会进入组织液引起水肿；加上下腔静脉受增大的子宫压迫使血液回流受阻，且受孕激素影响，妊娠期间的内分泌发生改变，致使体内组织中水分及盐类滞留，水分增加、盆腔静脉受压、下肢静脉回流受阻也是引起妊娠水肿的一个重要原因。随着妊娠周数增加，准妈妈的水肿还会日益明显，如果长时间站立或久坐不动，则更容易引起水肿。

中医学认为，妊娠水肿的发生主要是因为脾肾阳虚，脾阳虚不能运化水湿，肾阳虚则上不能温煦脾阳，下不能温化膀胱，水道不利，泛溢肌肤，遂致水肿。此外，胎气壅阻，气机滞碍，水湿不化也造成肿胀。中医对妊娠水肿的治疗，多以健脾渗湿，温肾利水为主，兼以顺气安胎。因脾虚致妊娠水肿，宜健脾利水；肾虚妊娠水肿，当益肾健脾，温阳利水；气滞型妊娠水肿，治以理气行滞、健脾利水。在豆类中如赤小豆、黑豆等均有健脾益肾、利水消肿的功效，可用于妊娠水肿的食疗。

◎赤小豆山药粥

组成：赤小豆50克，鲜山药50克，白糖少许。

用法：先煮赤小豆，待八成熟时，下鲜山药，熟后加糖少许，即成。

功效：健脾清热利湿。对脾虚湿蕴而已有化热倾向的妊娠水肿、大便溏泄、小便短少者，食之颇益。

◎三豆汁

组成：赤小豆100克，黑豆100克，绿豆50克。

用法：将3种食材洗净后放锅内，加水适量，煮至豆烂熟，加入适量白糖，作饮料多次饮用。

功效：益肾健脾，清化湿热，利水消肿。适用于肾虚妊娠水肿，
　　　或脾虚兼有湿热内蕴之妊娠水肿有良效。

◎黑豆大蒜煮红糖

组成：黑豆100克，大蒜30克，红糖30克。

用法：将黑豆洗净，大蒜切片；炒锅放旺火上，加水1000毫升，
　　　煮沸后倒入黑豆、大蒜、红糖，用文火烧至黑豆熟即可。
　　　每日1剂，温服。一般用5～7次有效。

功效：健脾益肾。适用于肾虚型妊娠水肿。

温馨提示

妊娠水肿防治要点

　　防治妊娠水肿，孕妇应注意在以下几个方面加以调理。

　　◆ **注意休息，保障睡眠**　孕期水肿的准妈妈要保证充足的休息和睡眠时间，避免过于紧张和劳累，避免长时间站立或行走，轻度肿胀最好通过白天短暂的休息进行缓解，适当抬高下肢。休息时宜采取左侧卧位，能有效改善胎盘血液供应，减轻浮肿。可在休息时将脚垫高，或者是坐着时在脚下放一张矮凳。

◆ **运动按摩，促进康复** 准妈妈们平时还要坚持做一些简单的运动，如散步能调节小腿的肌肉，改变静脉被压迫的现象，也可以做一些孕妇保健操。

按摩对于促进血液循环有较好的作用，还能有效预防水肿，也有助于减轻肿胀。按摩时的技巧是，从脚向小腿方向逐渐向上，从而有助于血液返回心脏。睡前进行的话可以解除腿部酸痛有助于睡眠，洗澡时按摩也是个不错的选择。

◆ **饮食调养，掌握宜忌** 每天要保证动物类食物及豆类食物的摄取，这些食物中含有丰富的优质蛋白质。尤其对于贫血的孕妇来说，更应该保证铁的补充，因为贫血及营养不良是病理性水肿的原因之一。要多补充多种维生素和微量元素，多吃新鲜蔬菜和水果。妊娠期吃的菜、汤不宜太咸，清淡饮食能防止孕期水肿的发生；不要吃难消化和易胀气的食物，如红薯、洋葱等。需要提醒的是，孕期水肿并不是由于喝水过多所导致的，而是因为子宫压迫或是摄取过多盐分导致体内水分潴留所致，所以，准妈妈们仍然要适量喝水。

此外，对于水肿非常明显者，须配合药物治疗，尤其在早期阶段应积极防治，阻止病情发展。妊娠5个月以后要定期产前检查。对有妊高征家族史或多胎、羊水过多、慢性肾炎、原发性高血压史等慢性疾病的孕妇，更要特殊列入重点观察病例。发现水肿者要与慢性肾炎、肝腹水等疾病鉴别，千万不要误认为是妊娠水肿，以免贻误治疗。

产后乳房胀又痛，发酵面团敷之消

症　状　产后乳房胀痛
老偏方　发酵面团外敷法；蓖麻油外敷法

　　乳胀是产后常见问题之一，很多新妈妈都遭遇过乳腺不畅乳房又胀又痛的困扰。乳房胀痛时，乳晕处会变得很硬，乳头相应变短，婴儿吮吸时不容易含住乳头，新妈妈们往往因为疼痛难忍而放弃哺乳。单纯乳胀发生在产后2～3天，由于乳房分泌的乳汁得不到及时排出或乳管瘀滞不通，乳汁淤积成块，出现胀痛及沉重感，甚至加重造成急性乳腺炎，同时引起产妇的手臂活动受限。

　　小林就碰到了这种痛苦的经历。生完宝宝第二天，小林的乳房开始胀痛，虽有乳汁溢出，但通乳过程很不顺利，看着宝宝吸得满头大汗，小林却是疼痛难忍，家人束手无策。由于乳腺不通，到了第三天开始发低烧，有发展成乳腺炎的趋势。当时我所在医院的一位护工用一个通乳偏方，很快解除了小林乳房胀痛的困扰。

◎发酵面团外敷法

组成：发酵面200克。

用法：将发酵面敷于乳房的外表，外面盖上薄的塑料纸，露出乳头和乳晕，以便抽取乳汁，3～4小时后用温水洗去发酵面。如果乳胀仍未缓解，可重复用发酵面敷于乳房。

　　发酵面中含有麦芽，外敷在乳房上可以通过皮肤吸收，麦芽是一种快速的去极化型肌肉松弛剂，使乳房局部肌肉松弛，在消肿止痛的基础上解除乳腺管不通畅的情况，通过乳房表层血管吸收进入人体内，达到调气活血的目的，从根本上解除乳胀的痛苦。我们医院母婴病房里大部分产妇通乳，妇产科医生都会让护工给产妇用这个方法，效果不错。

　　家中遇有产后奶胀者，用这种外敷法是很好的选择。为此，在这里详述一下家庭应用发酵面外敷的具体操作方法。

　　第一步：准备好一袋面粉（500克左右），里面已经有酵母的，和好面以后可自行发酵；也可以用普通面粉，配半袋酵母。

　　第二步：将面倒入盆中，用温水和面，将面揉成光滑的面团，但注意不要太用力揉面，否则容易杀死酵母，而导致面团无法发酵。和好面以后，把面团平均分成两团，分别按压成厚饼，饼的面积以刚好覆盖住整个乳房为度。

　　第三步：将两个面饼覆盖在乳房上，中间掏一个小孔，露出乳头。面饼上用干净的布盖上，防止沾到衣服和被褥上。产妇平躺休息，小心不要让面饼掉下来。

　　完成了这三个操作步骤，稍等片刻，面就开始发酵了，产妇会感觉一点一点发酵的面团像无数只触角细腻地按摩乳房，很舒服。4～5个小时后，面团完全发酵成很大的一团发面，就大功告成了。至此，即可将发面取下，清洗干净皮肤。然后给产妇的乳房涂上润肤油，轻柔地按摩，很快乳汁就会顺畅地喷涌而出。

还有一种蓖麻油外敷法，对产后乳房胀痛亦有良效。

◎蓖麻油外敷法

组成：蓖麻油适量。

用法：将蓖麻油滴于折成四层的棉布上，让其沾满蓖麻油，但勿过湿，以免四处滴流。将此布敷于乳房上，盖一层塑胶薄膜，再放上热敷袋。将热敷袋调至能忍受的热度，敷 1 小时即可。蓖麻油含有一种能提升 T_{11} 淋巴细胞功能的物质，这种淋巴细胞能加速各种感染的复原，去除疼痛。

此外，当妈妈胀奶疼痛时，可自行热敷乳房，促使消解阻塞在乳腺中的乳块，让乳腺管变得通畅，乳房的血液循环也会变得好一些。热敷时要注意避开乳晕和乳头部位，因为这两处的皮肤较嫩。热敷的温度不宜过热，以免烫伤皮肤。在热敷过乳房，使血液流通后，即可按摩乳房。乳房按摩的方式有很多种，一般以双手托住单边乳房，并从乳房底部交替按摩至乳头，再将乳汁挤出在容器中的方式为主。待乳房变得较为柔软了，宝宝才容易含住奶头。下面的自我按摩法也可以缓解乳胀。

◎自我按摩法

先用 40～45℃ 的热毛巾盖住整个乳房，热敷 5 分钟，用右手的示指、中指和环指的指腹，从乳根部向乳晕做螺旋式按摩，力度以不感觉疼痛为宜。哺乳后，两手从乳房边缘向乳头轻轻挤压整个乳房，要保持一定压力，重复10次。最后，一手托住乳房，另一只手拇指和中指相对，重复快速挤压，方向指向乳房中央，切忌向乳房根部挤压。

预防产后乳房胀痛，孕妇在孕期就要注意矫正有缺陷的乳房，如扁平、凹陷和内翻的乳头，都会阻碍乳腺管的流通而造成哺乳困难。产后增加营养的过程中也不要盲目催乳，对催乳的鱼汤、肉汤或鸡汤等，要根据乳汁的分泌量适当供应，因为有些产妇在乳汁开始分泌时乳腺管尚未通畅，而新生儿吸吮力又比较弱，就容易造成胀奶结块，给产妇带来一定痛苦。所以进食催乳的食物应从少量开始，如果乳腺管已畅通，新生儿吸吮又正常，才可加大供应量。

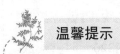
温馨提示

早开奶，消乳胀，有益母婴健康

母乳是6个月内婴儿最理想的食物。母乳中不仅含有婴儿生长发育所需的全部营养成分，还含有丰富的免疫物质。母乳喂养既能促进婴儿正常生长发育和身心健康发展，减少感染性疾病的发生，有利于预防成年期慢性病的发生。同时，还能促进母亲的产后恢复，增进母子情感。

有鉴于此，世界卫生组织、联合国儿童基金会特别提出了"越早喂母乳越好"和"乳汁分泌与哺乳频率成正比"的母乳喂养新观念，倡导采取有利于母婴健康的三个"30分钟"行动：①让正常分娩的产妇在产后30分钟内抱自己的孩子，让母婴皮肤相贴；②让剖宫产的产妇在她们能与自己的孩子作应答的30分钟内抱孩子，并使其皮肤相贴；③在刚分娩后，母婴在一起至少30分钟。

　　可不要小看了这三个"30分钟"。据研究，产后母婴皮肤接触，有助于母亲乳汁的分泌及母婴的感情交流；当母亲听到婴儿的哭声，母亲和婴儿皮肤的接触或婴儿吸吮刺激乳头及乳晕上的感觉神经末梢，脑部便会分泌一种激素，促进乳汁分泌。同时，这种激素还会使母亲的子宫肌肉收缩，尽快复原，减少产后出血，保护母亲健康。

　　千万不要忘记，产妇生下孩子30分钟内裸体接触时就应该哺乳。因为吸吮乳汁是人类的本能，是婴儿在母体内220天时就形成了，出生10～30分钟这一功能最强，30分钟后减弱，要到第二天才能恢复。最好是第一次让婴儿每侧乳房吸吮5分钟以上，这对乳汁分泌有极大的好处。因此，早开奶并增加哺乳次数非常重要，千万不要因为疼痛而放弃母乳喂养。

　　最后提请注意：每次哺乳要尽量排空，婴儿吃不完，要用吸奶器抽取剩余的乳汁，不要让乳汁在乳房中潴留淤积，以致形成乳胀。

防治产后乳腺炎，及时治疗贵在"防"

症　状　乳房红、肿、热、痛，多发于初产妇
老偏方　蒲公英煎；蒲公英酒

周敏产后半个月，初起因左侧乳房乳头皲裂，哺乳时感觉乳头刺痛难忍，乳房上方因乳汁淤积不畅而结块，几天后局部肿胀疼痛，压痛拒按，皮色泛红灼热，还伴有恶寒发热，胸闷头痛，烦躁容易发脾气，食欲缺乏。我给她采用蒲公英内服、外敷相结合的偏方治疗，仅3天就肿消痛止，收效颇佳。

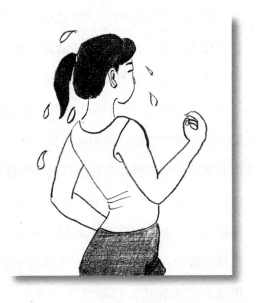

◎蒲公英煎

组成：蒲公英50克，陈皮15克，生甘草10克。

用法：水煎服，每日1～2剂。

> 功效：消痈散肿。适用于急性乳腺炎（乳痈初起）红肿热痛明
> 显而未成脓者。另取鲜蒲公英60～100克，洗净、捣烂，
> 外敷患处，每日换药1～2次。若无鲜蒲公英，可用干
> 品（药店有售）50克，煎取浓汁，用4～5层纱布浸透，
> 湿敷患处。干则再浸药液敷之。

蒲公英消痈散肿、清肝达郁，为治疗痈疡之佳品，尤擅治乳痈。蒲公英作为药用，最早见于《新修本草》，谓其"主治妇人乳痈肿"。乳痈一证，妇女在哺乳期易于罹患，多系情怀不适，胃热熏蒸，乳汁排泄不畅、郁结而成。由于乳头属肝，乳房属胃，而蒲公英专入肝、胃二经，具有消肿散结之能，故治此证效著。

实验证明，蒲公英对金黄色葡萄球菌、溶血性链球菌、肺炎双球菌、脑膜炎双球菌、白喉杆菌、铜绿假单胞菌、痢疾杆菌、伤寒杆菌、卡他球菌等，皆有杀灭作用，对结核杆菌、某些真菌和病毒也有一定的抑制作用。因此在一定程度上可代替抗生素使用。国医大师朱良春经验，使用蒲公英治乳痈，宜辅以理气散结之品，可以提高疗效。常用蒲公英（30～60克），配合陈皮（10～15克）、生甘草（5～10克）为基本方，红肿热焮痛加漏芦、天花粉；乳汁排泄不畅加王不留行、白蒺藜；局部硬结较甚加炮山甲、皂角刺。均以黄酒为引，其效历历可稽。以蒲公英配忍冬藤煎汤内服，治乳痈初起亦多良效。

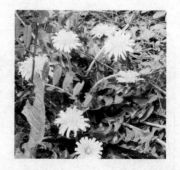

◎蒲公英酒

组成：蒲公英、忍冬藤各30克。

用法：用白酒100毫升，冷水100毫升，共煎至100毫升，滤出药汁即可。待温顿服，每日1剂。服后一睡，其痛如失。

功效：这个偏方出自明代医家陈文治编纂的外科医书《疡科选粹·卷四》。清热解毒，消痈止痛。经临床验证，该方治急性乳腺炎（乳痈）初期肿痛明显而未成脓者，疗效显著。

急性化脓性乳腺炎，属中医学"乳痈""吹乳"的范畴，民俗称之为"奶疖""奶疮"。乳痈多见于哺乳期妇女，以初产妇多见，好发于产后3～4周。中医学认为，乳痈初期，是乳汁淤积，肝郁胃热，毒热蕴结而成；成脓期则是阳明胃火炽盛，热盛则肉腐，肉腐则为脓。

明代薛己《校注妇人良方》："产后吹乳，因儿饮口气所吹，令乳汁不通，壅结肿痛，不急治多成脓，速服瓜蒌散及敷天南星，更以手揉散之。"这里介绍了产妇乳痈初期的基本治疗原则和方法：产后乳痈，因为哺乳时婴儿口气热毒感染引起，加之乳汁不通，热结致乳房红、肿、热、痛，不及时治疗就极易化脓。

乳痈治疗贵在早，早期应疏肝清热，通乳消肿；成脓期应清热解毒，托里排脓，并应由医生切开引流以排脓。中医常规治法是内服瓜蒌散疏肝、清热、通乳，外敷天南星以解毒消肿，并可配合按摩以帮助消散。现介绍数则适合基层社区及家庭应用的内治简易偏方。

◎**最效散**

组成：螃蟹3只。

用法：将螃蟹去足，烧存性，研为细末。每次6克，每日3次，用温热黄酒调服。方出明代张三锡编纂的《医学六要·治法汇》。

功效：通络消肿。主治吹乳，乳痈初起。

◎**元寿丹**

组成：龟壳（只用龟盖，火煅存性）。

用法：上药共研为细末。每次9克，热酒调服。尽量饮醉即愈。

功效：原方出自清代高秉钧的《疡科心得集》引张涵谷方。滋阴祛瘀。主治乳痈初起或成脓已溃。

◎**无比散**

组成：蛇蜕皮（烧灰）3克，炒甘草末1.5克。

用法：上药共研为细散。用暖酒1次送服。如乳痈已破，用生油调涂。

功效：原方出自宋代吴彦夔编撰的《传信适用方》。解毒消肿。主治妇人乳痈痛甚。

◎**贝母散**

组成：浙贝母60克，金银花60克。

用法：上药共研为细末。每服9克，食后好酒调下。

功效：方出明初朱橚等编纂的《普济方》。清热解毒，消肿散结。
    主治乳痈初起，乳房红肿，焮热疼痛。

◎**萝卜公英地丁汁**

组成：白萝卜500克，蒲公英（鲜品）
    50克，紫花地丁（鲜品）50克，
    白糖适量。

用法：将前3味药洗干净，分别捣烂
    取汁，混合在一起，调入冰糖
    即可。每日2～3次，以愈为止。
    另可用药渣外敷乳房。

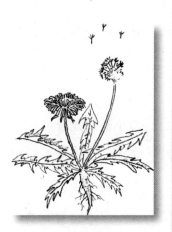

功效：消痈止痛。适用于乳腺增生和乳痈初起或乳房红肿胀痛
    等症。

◎**山甲瓜蒌粥**

组成：炮穿山甲20克，连翘15克，全瓜蒌50克，粳米50克。

用法：将炮穿山甲、瓜蒌、连翘用洁净纱布包煎熬20分钟后。

放入粳米再煮到熟。食粥，每日2次，至愈为止。

功效：解毒散结，止痛消肿。适用于乳痈和乳腺增生。

◎**萝卜水红花汁**

组成：白萝卜500克，水红花100克，白糖适量。

用法：将前2味药洗干净，捣烂取汁，加入白糖即可。饮汁，
　　　每日3次，至愈停药，另用药渣外敷之。

功效：消痈止痛，化肿消炎。适用于乳痈初起或乳腺增生。

◎**小蓟地龙汁**

组成：鲜小蓟150克，鲜地龙5～7条，白糖适量。

用法：将地龙洗去泥沙，放在瓷缸内，加入白糖，到地龙完全
　　　溶化后，滤取汁液；小蓟洗干净，捣烂取汁，两汁合在
　　　一起，搅匀即可。饮汁，每日2次，至愈为止，药渣外
　　　敷乳房。

功效：凉血消痈，止痛消肿。适用于乳腺增生、乳痈热毒较盛者。

◎**海带肉皮冻**

组成：海带150克，带皮猪肉150克，精盐、白糖、米醋各适
　　　量，桂皮、大八角各少许，清水适量。

用法：将海带泡软洗净切丝；带皮猪肉洗净切成小块，置于锅
　　　中加适量清水和桂皮、八角等，以文火煨成烂泥状，再加
　　　入适量盐调匀，盛入方盘中，待凉成冻即成。佐餐食用。
功效：消积健脾，软坚散结。每日食用海带肉皮冻，可起到软坚
　　　化瘀的作用，能消散乳房肿块，对乳腺炎、乳腺增生症均
　　　有辅助治疗作用。

　　乳痈的早期局部治疗非常重要。外敷药可选金黄散、玉露散或双柏散，用鲜菊花叶、鲜蒲公英等捣汁调敷患处；或用鲜蒲公英 60 ~ 120 克，葱白 30 ~ 60 克，捣烂成糊状，敷于患处，用绷带或三角巾扎紧，每日换药 1 次；也可用 50% 芒硝溶液湿敷，每日 3 ~ 4 次，或用仙人掌去皮、刺，捣烂外敷。

　　急性乳腺炎的预后要根据患者具体情况而定，一般来说预后较好。预后的关键在于早发现、早治疗，"以消为贵"。急性乳腺炎治疗后如排乳通畅，肿痛减轻，发热渐退，则预后较好；否则便易化脓，易引起乳漏，迁延时日，预后较差，若溃后邪气得以祛除，正气得以恢复，只要治疗恰当，即可获得痊愈。

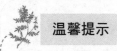

温馨提示

治疗乳痈贵在"防"

早期预防可防止乳痈的发生。孕妇妊娠5个月后，经常用温热水或75％乙醇擦洗乳头。孕妇有乳头内陷者，应经常挤捏提拉矫正，可用小酒杯扣吸。

产后预防乳痈，关键是避免乳汁淤积，应指导产妇合理哺乳，养成定时哺乳的习惯，保持乳汁排出通畅；乳汁过多时，可用吸乳器将乳汁吸尽排空。可以按摩乳房，首先双手要暖和，可涂些乳汁或者是按摩油起润滑作用。哺乳期用橘核30克煎水服，可防止乳汁淤滞。

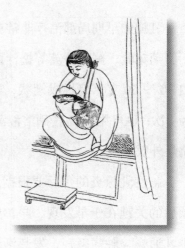

防止乳头损伤，乳头皲裂则暂停哺乳，及时用吸乳器吸乳，将少量乳汁涂在乳头上晾干以保护创面，能减轻疼痛。也可以用中药涂患处，一般数日后会愈合。

保持乳头清洁卫生，随时更换内衣和乳罩，注意观察婴儿口腔有无感染；不宜让婴儿含乳头睡觉，哺乳后戴胸罩将乳房托起。同时，应保持情怀舒畅，饮食有节。乳母应保持精神舒畅，避免情绪过度激动，断乳时应逐渐减少哺乳次数，然后再行断乳。

产后缺乳莫忧愁，妙方巧用乳长流

症　状　产后乳汁不足

老偏方　猪蹄通草汤；梳乳按摩法

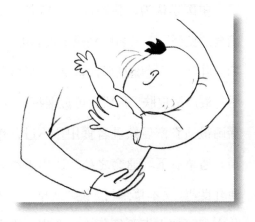

产妇母乳不足，常使一家人不安。一则不能保证新生儿的营养供给；二则必须人工喂养，既增加经济负担，又影响产妇休息，而且还影响婴儿的生长发育。所以，使产后乳汁充足是每个产妇都关心的问题。

丽霞产后5天，因自己乳汁稀少，小宝贝出生后还没能饱饱地喝上一顿母乳。她自我感觉乳房虽然有点胀胀的，但就是挤不出多少乳汁，只得喂宝贝喝配方奶。丽霞好着急，全家人看着她整天为开奶而烦恼，也都纷纷帮着想办法。婆妈对儿媳妇丽霞说："别急！我去找隔壁的老中医问问，他那里肯定有催奶的偏方。"当她来向我咨询时，我给她介绍了猪蹄通草汤，并嘱其采取梳乳按摩法以疏通乳络。连续用了2天催乳食疗方，再加上梳乳按摩，乳汁终于来了，一家人才放了心。

◎猪蹄通草汤

组成：猪蹄2只，通草5克。

用法：猪蹄刮毛，洗净；与通草共入砂锅中，加水适量，小火清炖4小时。食用时加食盐、葱、姜少许，每日佐餐随量喝汤、吃猪蹄，连吃数日。

中医学认为，猪蹄性平，味甘、咸，是一种类似熊掌的美味菜肴及治病"良药"。《名医别录》说它能"下乳汁"；《图经本草》言其"行妇人乳脉"；《随息居饮食谱》盛赞猪蹄之功，说它"填肾精而健腰脚，滋胃液以滑皮肤，长肌肉可愈漏疡，助血脉能充乳汁，较肉尤补"。因此，猪蹄最适宜产后缺乳者食用。不过，作为通乳食疗应少放盐，不要放味精。通草有下乳通窍之功，适用于产后乳少，乳汁不下，古今皆视之为通乳良药。《本草纲目》说"通草……入阳明胃经，通气上达而下乳汁"。此方还可加入王不留行6～9克，炮穿山甲3～5克，中医有"穿山甲与王不留，妇人服了乳长流"之说。

上文提到梳乳法可治乳汁不通。梳乳法是一种很古老的外治疗法，其实也是一种很简易的乳房保健按摩法。早在明清时期，"梳乳"这种民间疗法就已被医家们采撷，并广泛应用于临床。明朝李中梓《儒门事亲》和李时珍的《本草纲目》均记载，外用木梳梳乳房，来回百余遍，同时内服通乳药，可治乳汁不通；用油梳梳乳，对乳痈初起及乳房结节性病变等，亦有良效。清代外治大师吴尚先在《理瀹骈文》中有记载："乳（汁）不通，麦芽煎洗，木梳梳乳千遍。"说明梳乳疗法对疏通乳络、防治乳房疾病有独特疗效。

梳乳疗法能通过梳齿或梳背的按摩刺激，促进乳房局部的血液循环，疏通乳络，增强乳腺分泌乳汁及乳腺管排泄乳汁的功能，从而可防治产后缺乳、积乳，又可防治乳痈（急性乳腺炎）、乳核（乳腺小叶增生）及乳疬（乳房结节性病变）等多种病症。

梳乳疗法简便易行，没有痛苦，只需备木梳一把，自我操作或由家人代为操作皆可。

◎**梳乳按摩法**

梳乳时先做热敷或用药物煎液外洗，效果更好。如治乳汁不通、局部肿痛及乳痈初起，可用赤芍20克，配夏枯草、蒲公英各30克，水煎外洗并作湿热敷；然后一手托起乳房，一手持木梳由乳房四周轻轻向乳头方向梳理，每次可梳10～15分钟；在梳乳的同时可以轻揪乳头数次，以扩张乳头部的乳腺管。治产后缺乳，可用大葱30克加水煎煮，以药液洗乳房，然后用梳子轻轻梳乳10分钟，再用梳背按摩乳房10余次，每日如此二三次，能促进乳汁分泌，通行乳络。

关于乳汁不足或乳汁不下的治疗，古代医家有较系统全面的论述。明代张介宾《景岳全书·妇人规》说："妇人乳汁，乃冲任气血所化……若产后乳迟乳少，由气血不足；而犹或无乳者，其为冲任之虚弱无疑也。"也就是说，乳汁是冲任气血所化生，说明产后缺乳的治疗应以益气养血、调理冲任为主。《胎产心法》说："产妇冲任血旺，脾胃气壮则乳足。"因而一般都认为，产后缺乳多由气血亏虚所致，产后乳汁不通则可由肝气郁结，气滞而乳汁难下。产后乳汁稀薄量少，重在益气养血，佐以通乳之法；产后乳汁难下，伴乳房胀痛者，宜疏肝通乳，佐以益气养阴之品。故治疗乳汁不足应以调冲任，健脾胃，补气血为主要大法。下列数则食疗方可供选择应用。

◎猪蹄通草粥

组成：猪蹄1～2个，通草3～5克，漏芦10～15克，粳米100克，葱白2茎。

用法：先把猪蹄煎取浓汤，再煎通草、漏芦取汁，然后用猪蹄汤和药汁同粳米煮粥，待粥将熟时，放入葱白稍煮即可。每日2次，温热食。

功效：适用于产后无乳，乳汁不通。

◎猪蹄豆腐汤

组成：猪蹄1个，豆腐60克，黄酒少量，葱白2根，食盐适量。

用法：将猪蹄洗净切成小块，与葱白、豆腐同放砂锅内，加水适量，用文火煮半小时，再倒入少量黄酒，加入少量食盐即可食用。吃豆腐，喝汤。

功效：疏肝解郁通乳。适用于肝郁气滞型产后缺乳。

◎对虾通草丝瓜汤

组成：对虾2只，通草6克，丝瓜络10克，食油葱段、姜丝、盐各少许。

用法：以上材料收拾干净，入锅加水煎汤，同时下入葱、姜、盐，用中火煎煮将熟时，放入食油，烧开即成。

功效：对虾含蛋白质达20.6%,同时富含脂肪及糖类,通草汤中钙、磷、铁、维生素A、维生素B_1、维生素B_2、烟酸等均较丰富。其性温，味甘、咸，有补肾壮阳、开胃化痰、通络止痛等作用。通草性寒，味甘、淡，能通小便，能清热，并有通乳汁的作用，可治疗因乳汁不通引起的乳房痈肿症。丝瓜络味甘，性寒，有通行经络和凉血解毒的作用，可治气血阻滞、经络不通等症。合用则共奏通调乳房气血，开胃化痰通乳之功。

◎路路通粥

组成：通草10克，路路通15克，鲫鱼1条（约150克），粳米50克，红糖适量。

用法：先将通草、路路通水煎取汁，鲫鱼剖杀去鳞及内脏，洗净加盐、水煮熟，去刺；鱼肉与通草、路路通汁一起加入粳米、红糖煮成粥。每日1～2次，温热食。

功效：适用于产后乳汁不通，缺乳。

◎黑芝麻粥

组成：黑芝麻25克，粳米适量。

用法：将黑芝麻捣碎，粳米淘净，加水适量煮粥。每日2～3次。

功效：补肝肾，润五脏。适用于产后乳汁不足、消瘦、便秘、产后脱发等。

◎鲶鱼鸡蛋汤

组成：鲶鱼500克，鸡蛋2个。

用法：洗净去内脏，加水适量，煮汤。取鱼汤一小碗加热煮沸，打入鸡蛋2个，熟后，加盐、姜、葱调味食用，每日2次。

功效：适用于产后体虚之乳汁不足。

◎花生炖猪肚

组成：花生米100克，猪肚1个。

用法：将花生米装入洗净的猪肚中，小火清炖，至猪肚烂熟后，可加入适量盐、姜、葱等调味品食用。

功效：适用于产后体虚之乳汁不足兼有产后便秘者食用。

◎黄酒炖鲫鱼

组成：活鲫鱼1条（重250克左右），黄酒适量。

用法：将鲫鱼去鳞及内脏洗净，加水适量，煮至半熟，加黄酒清炖。吃鱼喝汤，每日1次。

功效：通气下乳。主治产后气血不足、乳汁不下。

◎黄酒鲜虾汤

组成：新鲜大虾100克，黄酒20克。

用法：大虾剪去须、足，煮汤，加黄酒；或将虾炒熟，拌黄酒。
每日2次，吃虾喝汤或吃炒虾拌黄酒。

功效：适用于产后体虚、乳汁不下。

◎黄花菜瘦肉粥

组成：黄花菜50克，瘦肉、粳米各100克，盐、葱、姜各适量。

用法：黄花菜洗净，瘦肉切片，与粳米同煮成粥，肉将熟时，
加入调料即可。每日1次，温热食。

功效：生津止渴，利尿通乳。适用于产后乳汁不足症。

◎催乳饼

组成：猪肉末500克，水泡发黄花菜250克（干品约100克）。

用法：黄花菜切碎，加葱、盐、作料少许，调成肉馅，再用和
好的软面包成馅饼，或烙或油煎。分数次食用。

功效：黄花菜即通俗所称之"金针菜"，又有"忘忧草""疗愁"
之称。《昆明民间常用草药》谓其能"补虚下奶，平肝
利尿，消肿止血"。疏肝郁，通乳络，健胃催乳，又可
治乳痈肿痛。

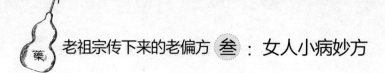
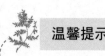 温馨提示

防治乳汁不足自我保健要点

◆ **保持心情舒畅** 乳汁的分泌量与精神状态密切相关。如果乳汁少而孩子不够吃，千万不要着急，因为只有保持心情舒畅，才能保证乳汁的正常分泌。

◆ **注意饮食营养** 多吃营养丰富、易于消化的食物，多喝汤水，如猪蹄汤、鸡汤、海参母鸡汤、鲫鱼汤等，使身体摄入更多的蛋白质、脂肪、水分和钙质。这样，不仅分泌的乳汁质量好，而且量也可增多。哺乳期间，最好少吃辛辣、刺激性的食物。

◆ **保证充足睡眠** 孕妇产后常因夜间哺乳或因乳汁少而在夜间给婴儿添加代乳品，以致不能好好休息。一般来说，产妇每天要保证8～10小时的睡眠时间。休息好了，乳汁自然就会增多。

◆ **学会科学哺乳** 一是分娩后要尽早通乳，以保证婴儿获得初乳，并刺激母亲分泌乳汁；二是增加哺乳次数，至少2～3小时1次，乳汁次数越多，乳房越能分泌更多的乳汁。

凡由于母乳不足而采用混合喂养者，每次仍要按照哺乳的时间让婴儿吃母乳，然后再用配方奶或其他代乳品补足。这样才能保证产妇的乳房按时受到刺激而维持一定量的乳汁分泌。

产后子宫收缩痛，巧用偏方显殊功

症　状　产后腹痛

老偏方　当归生姜羊肉汤；羊肉熟地生姜汁

产褥早期，因子宫收缩引起
下腹部阵发性剧烈疼痛，称产后
子宫收缩痛，又称"产后痛"，
俗称"儿枕痛"。产后子宫在疼
痛时呈强直性收缩，于产后1～2
天出现，持续2～6天自然消失，
多见于经产妇。哺乳时由于婴儿
的吸吮反射性缩宫素分泌增多，
使产后疼痛加重。

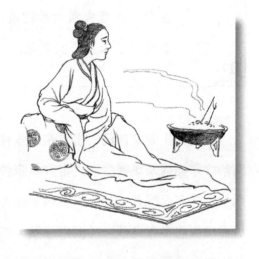

产后痛多数产妇可以忍受，不需治疗。若腹痛阵阵加剧，难以忍受，
或腹痛绵绵，疼痛不已，影响产妇的康复，则为病态，应予治疗。

中医学认为，产后腹痛主要是气血运行不畅，迟滞而痛，有虚实之分。
虚者以血虚多见，由于产后失血，冲任空虚，胞宫失养，"不荣则痛"；
或气血运行无力，而使血流运行迟缓，滞而腹痛；实者以血瘀为主，可
因肝郁气滞或受寒而致瘀血停滞胞宫，不通则痛。

对于虚证引起的产后腹痛，我较多推荐的是当归生姜羊肉汤。

◎当归生姜羊肉汤

组成：羊肉250克，当归45克，生姜75克，砂仁15克，食盐、
味精各适量。

用法：羊肉洗净，切块，入当归、生姜、砂仁、清水各适量，
用武火烧沸后，改用文火慢炖60分钟，待羊肉熟烂，
捞出药片，再加食盐、味精调味，佐餐食用。

功效：补气养血，温中暖肾，祛寒止痛。适用于妇女产后气血
虚弱，阳虚失温所致的腹痛，同时，此汤还可以治疗血
虚乳少、恶露不止等证。

　　"当归生姜羊肉汤"出自东汉张仲景所著《金匮要略》一书。原本
属治疗寒疝痛及虚寒腹痛之古方。张仲景提出，如寒多者，加重生姜的
用量；痛多而呕者，加陈皮、白术亦可作本汤运用参考。后人用以治产
后血虚腹痛多有良效。《医宗金鉴·妇科心法要诀》曰："产后腹痛，
若因去血多而痛者，为血虚痛也。"血为气母，血虚则气亦虚，气虚则
寒自内生。故治以养血温中，通阳止痛，此无疑是"当归生姜羊肉汤"
用武之地也。

　　古代多位医家治产后腹痛均用当
归生姜羊肉汤，而且屡试不爽。《胡
洽方》《备急千金要方》之"小羊肉
汤"、《圣济总录》之"当归汤"，
以及《东医宝鉴·外形篇》之"羊肉汤"，

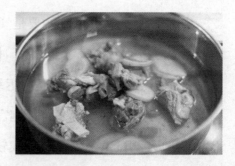

皆实同名异。宋代医药物学家寇宗奭《本草衍义》说："仲景治寒疝当归生姜羊肉汤，服之无不验者。"书中载有用于治产后腹痛的典型医案，案例中叙述的故事内容大致是：有一位妇人恰逢冬月寒冷之时生产，产后腹痛，经过好几位医生的诊断，都按"儿枕痛"处理。用的大多为祛瘀的药物，病情却愈治愈重，以致腹下绞痛不可按。产妇家里人急得团团转，赶紧请来经治的二位医生共商救治之策，而这二位医生都认为是瘀阻之证，坚持用峻药逐瘀，理由就是"通则不痛"。而寇宗奭的观点却恰恰相反，认定是临产前后体虚中寒的虚寒腹痛。道理很简单，这是因为产妇"形羸气馁，……乃临产胎下，寒入阴中，攻触作痛，故亦拒按，与中寒腹痛无异"。不过，要确定一个最佳的治疗方法也着实让人颇费神思。按病理分析：患者"表里俱虚，脉象浮大，法当托里散邪"。但气短不续，解表散寒的温散药是不可用的；况且腹痛拒按，用峻补之药也不是好的选择。究竟该怎么办呢？寇宗奭断然摒弃了众医攻下逐瘀的治法，仿照医圣张仲景治"寒疝"的方法，选择用当归生姜羊肉汤治疗，因为患者兼有呕吐症状，所以又在原方中略加陈皮、葱白二物。如此仅用了一剂药，产妇服后微汗出，痛止病愈。

民间流行治产后腹痛属虚证的偏方还很多，仅此列举一二，以飨读者。

◎羊肉熟地生姜汁

组成：羊肉 150 克，熟地黄 60 克，生姜 60 克。

用法：加黄酒 300 毫升，水 300 毫升，文火煎煮 2 小时，取汁服之，羊肉可食。

功效：主治产后血虚寒滞腹痛。

◎羊肉归参汤

组成：羊肉500克，当归、党参、山药各25克，佛手15克。

用法：羊肉切块，余药布包，加水先用大火煮沸后小火煨炖2
　　　小时，去药渣，调味后吃肉喝汤，每日1次，连服7～8
　　　天。

功效：主治产后腹痛之属血虚、头晕、贫血。

◎蒸参芪鸡

组成：母鸡1只，党参、黄芪、山药各30克，干姜10克，大
　　　枣（去核）10枚，食盐适量。

用法：将鸡杀后去杂、洗净，诸药布包，纳入鸡腹内，隔水蒸
　　　熟后去药渣。切块调味，分2天吃完。

功效：主治产后气虚之虚寒腹痛。

◎黄芪党参母鸡汤

组成：母鸡1只，黄芪、党参、白芍、大枣各30克。

用法：先将鸡洗净切块，再加黄芪、党参、白芍、大枣用纱布包好，
　　　一同放砂锅内加水适量共煮汤，炖烂后去药渣，调味
　　　食之。

功效：主治气血虚型产后腹痛。

产后腹痛因瘀者亦不少见，但兼寒凝血滞者不可不辨。表现为产后小腹冷痛，拒按，得热痛减，恶露量少，涩滞不畅，色紫黯有块，面色青白，四肢不温。舌质紫，脉弦紧。治宜活血祛瘀，温经止痛。下列常用食疗偏方可供选用。

◎山楂红糖饮

组成：山楂 30～60 克，红糖 30 克。

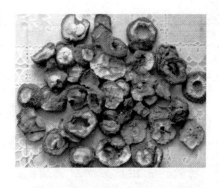

用法：将山楂放入砂锅内，用文火煮 10 分钟后，加入红糖再煮片刻，趁热饮服。

功效：本方出自金元名医朱丹溪《本草衍义补遗》，书中说："治产妇恶露不尽，腹中疼痛，或儿枕作痛：山楂百十个，打碎煎汤，入砂糖少许，空心温服。"用于产后腹痛能起到活血、祛瘀、止痛作用。

◎鸡冠蛋花汤

组成：红鸡冠花 30 克，鸡蛋 2 个。

用法：红鸡冠花浓煎取汁，冲生鸡蛋后置火上微沸，待温顿服。

功效：行血化瘀，扶正固本。

◎三七蒸鸡

组成：仔母鸡胸脯肉 250 克，三七粉 15 克，冰糖适量。

用法：将三七粉、冰糖与鸡肉片拌匀，隔水密闭蒸熟 1 日内分 3 次食用。

功效：产后瘀血腹痛，及产后恶露不尽。

◎藕煮桃仁

组成：桃仁（去皮、尖）20 粒，鲜藕 1 节。

用法：桃仁与鲜藕共煮至藕熟，吃藕喝汤。

功效：主治产后瘀血腹痛。

按注：一方单用桃仁加粳米煮粥。

◎鱼鳞胶

组成：鲤鱼鳞 200 克。

用法：将鱼鳞洗净，加水适量，文火熬成胶冻状。每次 60 克，黄酒冲化，温服，每日 2 次。

功效：适用于产后之瘀血腹痛。

这里顺便赘述一下鱼鳞与鱼鳞胶。吃鱼刮去鱼鳞，这是习惯做法。但早在汉代，已有医家取鲤鱼鳞、鲫鱼鳞等，文火熬成胶冻，用于治妇科病。《本草纲目》记载，鲤鱼鳞焙研内服，可治产妇瘀血腹痛、崩中漏下、带下、吐血、衄血、牙龈出血及痔瘘疼痛等；民间还用鱼鳞片敷伤口以止血。故民谚谓："宁舍三代亲，莫弃鲤鱼鳞。"

　　鱼鳞是鱼真皮层的胶原质生成的骨质，学名为鱼鳞硬蛋白。鱼鳞占鱼体重的 2%～3%。西医学研究发现，鱼鳞含有丰富的蛋白质、脂肪和多种矿物质。其中，鱼鳞含有较多的卵磷脂，可增强记忆力，并可控制脑细胞的退化，故具有抗衰老的作用；鱼鳞中还含有多种不饱和脂肪酸，可以在血液中以结合蛋白的形式帮助传送及乳化脂肪，减少胆固醇在血管壁上的沉积，可预防动脉硬化、高血压和心脏病等。鱼鳞中含有的钙和硫，可以改善毛细血管壁的致密性，所以它对多种血管渗出性疾病，如过敏性紫癜、鼻黏膜出血有治疗作用。鱼鳞中钙、磷的含量很高，能预防小儿佝偻病及中老年人骨质疏松与骨折。此外，从鱼鳞中提取的6-硫代鸟嘌呤，临床治疗急性白血症，有效率为 70%～75%；并对胃癌、淋巴腺瘤亦有奇效。

　　正因为鱼鳞集多种营养、保健物质于一身，因而在国外曾掀起过"鱼鳞食疗热"。鱼鳞，尤其是大鱼的鱼鳞是个好东西，用它熬成胶冻，食之可补钙、美容、强身健脑防衰老。

　　鱼鳞胶的制作：先用清水洗净鱼体，刮下鱼鳞集中，再用清水漂洗沥干，放进高压锅内，加入适量的醋（除腥味）。以 500 克鱼鳞加 800毫升水的比例，用大火煮 10 分钟，再改用文火熬 20 分钟，熄火减压。开锅将卷缩的鳞片及残渣捞出，液体倒入容器中，静置冷凝成胶冻状。夏季宜放入冰箱内贮存。女性保健可常食鱼鳞胶，既可防治妇科病，又能补钙防止骨质疏松症，其中富含的胶原蛋白还能美容养颜。

　　鱼鳞胶的食法：①鱼鳞靓汤。锅内放入少许油，以姜片、黄酒和葱等爆锅，加入适量水，鱼鳞胶冻切块放入锅内再煮沸。放入适量蔬菜、盐、味精，开锅后即可食用。②凉拌鱼鳞冻。先将鱼鳞胶冻切片，根据自己喜好，可加入蒜泥、醋、白糖、辣椒油、香油或芝麻酱为佐料，和适量时鲜蔬菜（黄瓜、白菜心、香菜等）拌匀食之。

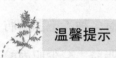 温馨提示

产后腹痛可防可治

产后腹痛大多属正常的生理现象，病理性的产后腹痛也是可以预防的，因此，产后防病保健很重要。产妇应消除恐惧与精神紧张，注意休息；注意保暖，避免饮冷受寒。饮食调养宜吃富含高蛋白和富含维生素的食物，忌生冷饮食，忌辛辣刺激食物，忌耗气破血的食物，忌吃黏腻易产气的食物。要保持外阴清洁，产后50天内一定要避免房事；若腹痛较重者，应密切观察子宫收缩修复状况，注意子宫底高度及恶露变化。

一般地说，产后腹痛为产后常见病，经积极治疗后，大多能痊愈。若失治或误治，瘀血日久成瘀热，或感染邪毒致产后发热，或瘀血不祛，新血不生，血不归经致产后恶露淋漓不尽，应引起重视。如果疼痛时间超过1周，并为连续性腹痛，或伴有恶露量多、色暗红、多血块、有秽臭气味，多属于盆腔有炎症，应及时到医院请医生检查治疗。

产后身痛难熬，养血通痹可调

症　状　产后身痛，关节疼痛，腰背酸痛

老偏方　归芪生姜羊肉汤；芎胡桃仁粥

去年岁初，菁菁26岁初产就生下一对龙凤胎，亲朋好友皆大欢喜。可初为人母的菁菁的表现却让人匪夷所思——开始几天仅见其烦闷、倦怠，家人不以为意。而近半个月来更让人不解的是，菁菁有时面对婴儿不知所措，两眼发呆，满面泪水。两个宝贝的哭声会使她惊恐不已；在发现孩子排便异常困难，不知所措；她食欲缺乏，精神陷入混乱状态。在众人眼中，菁菁根本体验不到生儿育女的喜悦，为此引起家人的不安。

接下来，更让人担忧的事情发生了：一日，公婆与菁菁的爱人低声私语，她似乎听到议论中有对自己嗔怪之意，心中郁闷怄气，竟不顾外面阴雨绵绵，独自走到楼下园区掩面而泣，当家人发现劝导她回家后，已是遍体浸湿。自此，菁菁周身关节疼痛，腰背酸楚沉重，下肢软弱无力，足跟痛不能立。患者痛苦难耐，家人忧心忡忡，急切扶持来诊。我详细诊查后告诉家人，她先是产后血虚、心阴受损，实属"脏躁"，即产后抑郁状态；继而因失于调理，正气不足，复感风寒湿邪，发为风寒湿痹，即"产后身痛"。治宜内外兼顾，扶正祛邪并举，但家人不希望产妇在哺乳期服药，故拟食疗偏方调治，嘱晨服归芪生姜羊肉汤以补虚除痹，晚服甘麦大枣汤加味方以养心安神。调治旬余，诸症若失。

◎**归芪生姜羊肉汤**

组成：当归、黄芪各30克，羊肉250克，生姜20克。

用法：将羊肉洗净切片，当归、黄芪用纱布包好，同放砂锅内，
　　　加水适量，炖至烂熟，去药渣调味即可。食肉喝汤，每
　　　日1次，连用4～5天。

功效：益气养血，温经通络。适用于产后血虚而致的关节疼痛，
　　　肢体酸楚麻木，头晕心悸等症。

◎**甘麦大枣汤加味方**

组成：小麦50克，甘草30克，大枣20克，百合15克。

用法：上4味加水适量，小火煎煮，取煎液2次，混匀，浓缩
　　　药液150毫升。晚上睡前1小时温服。

功效：养心安神，甘润滋阴。适用于心阴不足、肝气失和之神
　　　经症、癔症、产后抑郁症等。

　　产妇在产褥期内，出现肢体关节酸痛、麻木、重着者，称"产后身痛"。亦称"产后关节痛""产后痛风"，俗称"产后风"。若痹阻日久，迁延至产褥期以后，当属"痹证"。

　　本病的病因有内因和外因之分：内因多为血虚，如素体血虚，产时、产后失血过多，阴血亏虚，四肢百骸，筋脉关节失于濡养，以致肢体麻木，甚或酸痛；外因多为风寒，因产后百节空虚，卫阳不固，腠理不密，若起居不慎，则风、寒、湿邪乘虚侵入，痹阻关节经络，气血运行不畅，瘀滞而痛。

中医学认为，产后身痛内因多为血虚，外因多为风、寒、湿邪乘虚而入，侵袭人体而发病。治血虚产后身痛宜养血、和络、止痛；治风寒之产后身痛，宜散寒除湿，兼以养血祛风，扶正祛邪，以达到治疗身痛之目的。清代沈尧封《沈氏女科辑要笺正》说："此证多血虚，宜滋养，或有风寒湿三气杂至之痹，则养血为主，稍参宣络，不可峻投风药。"这就是说，产后身痛以血虚为多，血虚正气不足，风寒湿邪也乘虚而入。故治疗当以养血为主，稍微考虑宣通经络之品，不可随便使用辛温燥烈的祛风之药，以免耗伤阴血。

下面几则食疗偏方治产后身痛亦有良效。家庭中可根据中医辨证施治原则，在医生的指导下对症选用。

◎芎胡桃仁粥

组成：川芎、延胡索、桃仁各15克。

用法：水煎取汁1000毫升左右，加入适量粳米煮成粥，再入适量红糖调味服食。每日1次，连用5天。

功效：活血化瘀，疏通经络。适用于产后血滞引起的全身酸痛、小腹胀痛，恶露淋漓不尽，口唇紫暗等症，颇有效验。

◎山药杞果粥

组成：山药60克，枸杞子、黑芝麻、核桃仁各30克。

用法：上药共捣碎，小米适量，加水煮粥，每日1次，连用5天。

功效：滋阴补肾，强腰壮骨。适用于产后肾虚而致的腰脊酸痛，腿脚乏力及足跟痛，功效独特。

◎葱姜苏叶饮

组成：葱白100克，生姜30克，紫苏叶15克，红糖适量。

用法：水煎取汁饮服，早、晚各1次，连用3～4天。

功效：祛风散寒，温经通络。适用于产后感受风寒，筋脉失于
濡养而致的周身关节疼痛，屈伸不利，或肢体麻木肿胀
有良效。

◎独活当归大豆酒

组成：独活60克，大豆500克，当归10克。

用法：将独活去芦头后，与当归捣碎研细，置于净器中，以优
质白酒1000毫升浸之。经一夜后，炒大豆令其青烟出，
投入酒中密封，待冷，去渣备用。每日3次，每次温饮
1杯（20～30毫升）。

功效：祛风散寒，养血活血。用于血虚外感风寒之产后身痛。

方中独活性温，味辛、苦，能祛风湿，止痛，解表，是方中主药；
当归补血活血；大豆即黄豆，含有丰富的蛋白质、糖类、脂肪、钙、磷、铁、
维生素B_1、核黄素等，有健脾宽中、润燥消水的作用。此酒有祛风止痛，
补血活血，祛湿止痹之功效。产妇不胜酒力者，可以黄酒1500毫升代替，
每次饮30～50毫升，温服。

◎寄生黑豆酒

组成：黑大豆 250 克，桑寄生 200 克。

用法：桑寄生碎细，黑豆炒香，以优质白酒 750 毫升（或黄酒
　　　1200 毫升代白酒）浸之，经 5 天去渣备用。不拘时，每
　　　次温服 1 小杯（15～20 毫升）。

功效：主治产后关节疼痛、腰背酸痛。

方中黑大豆味甘，性平，无毒。古人认为，黑豆为肾之谷，能补肾利尿，逐水胀；调中下气，解诸毒；清胃补中，止消渴；活血祛风，通血脉。桑寄生味苦、甘，性平；有补肝肾，强筋骨，祛风湿；可用于肝肾不足、血虚失养的关节不利、筋骨痿软、腰膝酸痛，尤宜于产后血虚痹痛。《本草求真》说"桑寄生，号为补肾补血要剂"；《日华子本草》说它"助筋骨，益血脉"；《本经逢原》谓"寄生得桑之余气而生，性专祛风逐湿，通调血脉，故《本经》取治妇人腰痛"。

 温馨提示

产后身痛，防重于治

产后身痛应以预防为主，产后当注意产褥期护理，慎起居，避风寒，居处宜温暖干燥；加强营养，适当锻炼身体，增强体质，预防感冒受邪；保持心情舒畅，对气血运行畅通都有帮助。

得病后要积极治疗，树立战胜疾病的信心。

值得提醒的是，预防产后甚至终身疼痛，不仅要避寒，更主要的是补钙。对此，许多孕产妇都未引起重视。应该知晓，妇女妊娠及产后需要一种非常重要的无机元素——钙，以保证妊娠及哺乳时的营养需要，并维持母子双方的生理功能和新陈代谢。一般来说，孕期5个月的妇女，每日钙需要量为1500毫克，而产后随着泌乳量的增加，每日需摄入2000毫克的钙，才能满足哺乳的需要。足月胎儿分娩，可使产妇丢失约25克的钙，即使此后不停地补，按正常吸收和生理代谢，也需大约2年方能补齐。如果妇女妊娠及产后钙元素摄入不足，势必要动用自身骨骼中储备的钙，造成骨钙丢失，久之则会引起骨质疏松。而骨质疏松最常见和最主要的症状即是疼痛。所以说，孕妇若不注重补钙，产后因缺钙而出现全身骨痛就不足为怪了。

由于过去人们缺少这方面的知识，误认为产后出现的身痛主要是由于寒邪作祟，因而许多朋友至今对补钙的重要性仍缺乏足够的认识。因此，孕妇及哺乳期妇女须注意均衡膳食，纠正偏食习惯，多进食乳类、豆类、肉、海产品及青菜等含钙丰富的食物，并进行适当的活动，常去户外晒太阳，同时戒除烟酒嗜好。症状严重者，还要积极、有效、持续地补充钙剂，进行治疗。

产后恶露不尽，妙用药粥汤羹

症　状　产后血性恶露，淋漓不尽，持续 3 周以上
老偏方　鸡蛋红糖小米粥；益母草红糖饮

产后恶露持续 3 周以上仍淋漓不断者，称为"恶露不绝"，又称"恶露不尽""恶露不止"。正常恶露，初为红色，继则逐渐变淡，且无特殊臭味，持续 3 周左右干净（但亦有 1 个月方净者）。而血性恶露一般持续 3 ～ 4 天，若血性恶露持续延长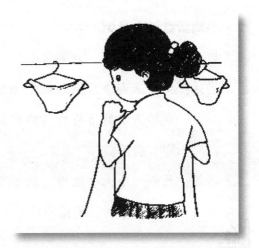
至 7 ～ 10 天，为产后子宫复旧不全最突出的症状。现时的教科书根据临床实际将恶露不绝的时限定为"血性恶露持续 10 天以上"。若血性恶露持续时间过长且淋漓不尽者，西医学又称之为"晚期产后出血"，应视为异常。本病包括西医学产后子宫复旧不全、胎盘胎膜残留、产褥感染、晚期产后出血等疾病。

本病的发病机制，多为产后虚损，冲任不固，气血运行失常所致。清代吴谦《医宗金鉴·妇科心法要诀》说："恶露不绝伤冲任，不固时时淋漓行。或因虚损血不摄，或因瘀血腹中停。审色污淡臭腥秽，虚补

实攻要辨明。虚用十全加胶续，瘀宜佛手补而行。"这段歌诀的意思是：产后恶露不绝，主要是冲任不固，气血运行失常。气虚则不能摄血，瘀阻则新血不生。应通过恶露的色、质、气味加以辨证。虚证用十全大补汤加阿胶、续断，实证应酌加佛手以行气化瘀，但都要考虑补益气血。

这里有一个我在临床上经常推荐给产妇的食疗方，原料常见，做法简单，对于促进恶露排尽有一定的作用。

鸡蛋红糖小米粥

组成：小米 100 克，鸡蛋 3 个，红糖适量。

用法：将小米淘净后倒入锅中加适量水，煮沸后改为文火再熬成稀粥。然后将打散的鸡蛋搅匀倒入粥中，放入红糖后即可食用。

功效：此粥中小米、红糖、鸡蛋可健脾益气，补血活络。适用于产后虚弱、恶露不尽的食疗。

本方还能养心安神，用于产后心血不足、烦躁失眠。小米（即粟米）能开肠胃，补虚损，益丹田，可用于气血亏损，体质虚弱，胃纳欠佳者进补，适用于产妇乳少，产后虚损而引起的乏力倦怠，饮食不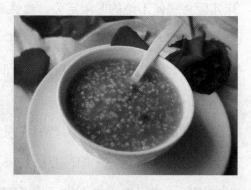香，可作早餐食用。鸡蛋可补肺养血、滋阴润燥，含优质蛋白，还拥有 8%

的磷、4%的锌、4%的铁和多种维生素，对产后子宫修复有重要作用。红糖具有益气补血、健脾暖胃、缓中止痛、活血化瘀的作用。妇女产后恶露不尽，多伴血瘀腹痛，可利用红糖"通瘀""排恶露"的作用而达到止痛的目的。红糖鸡蛋小米粥营养丰富，且含铁量高，对于产妇产后滋阴养血也大有裨益，有助于产后的子宫修复和体力恢复，所以有"补血汤"之美称。

本病以调理冲任气血为总原则。治疗过程中当遵循虚者补之，瘀者化之，热者清之的法则，施以益气、化瘀、清热等法。下面的几则食疗偏方，请认真对照不同证型加以选用。

◎益母草红糖饮

组成：益母草60～90克，红糖适量。

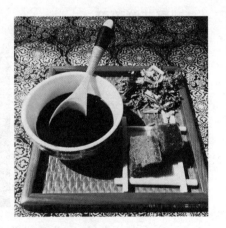

用法：将益母草煎水取汁，加入红糖调匀服用，每日1剂，分2次温服。

功效：益母草能活血，调经，解毒，因此成为妇产科的专药，尤其对子宫收缩有莫大作用。可用于产后子宫收缩度差，恶露淋漓，涩滞不畅，量少，色紫暗有块，小腹疼痛拒按者。

165

◎田七炖鸡

组成： 母鸡肉300克，田七15克，姜、葱各3克，料酒5毫升，盐2克，味精1克。

用法： 将以上材料洗净，切块的鸡肉放入锅内，加清水约1000克，置旺火上烧开后，撇去浮沫，加姜、葱、料酒，移至小火上炖至鸡肉熟烂，再加研成粉末的田七、盐及味精，稍煮片刻即可离火食用。

功效： 益气养血，生精补脏，化瘀止痛。适用于体虚夹瘀的产后恶露不下、恶露不止，对产后气血虚弱者也非常适宜。

◎鸡冠花鲜藕羹

组成： 鸡冠花50克（干品25克），鲜藕100克，红糖20克。

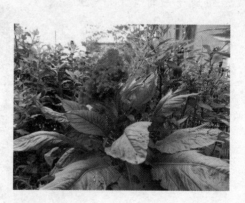

用法： 先将鲜藕洗净，绞汁过滤备用。将鸡冠花洗净切碎，放入砂锅，加水煎煮2次，每次30分钟，合并2次滤汁，与鲜藕汁混合均匀，入锅，加红糖，微火煮沸，用湿淀粉勾兑成羹。早、晚2次分服。

功效： 用于血瘀型产后恶露不尽。

◎大枣酒醋蛋羹

组成：乌鸡蛋3个，醋50毫升，酒50毫升，大枣20克。

用法：将鸡蛋去壳，与醋、酒拌匀，加入大枣，加水适量煎服
　　　或上锅蒸服，每日1剂，连服数剂。

功效：用于血瘀型产后恶露不尽。

◎黄酒糖茶

组成：红糖80克，茶叶5克，黄酒50毫升。

用法：将前2味水煎汤，去茶叶后用热黄酒冲服，每日1剂，
　　　连服数剂。

功效：用于血瘀型产后恶露不绝。

◎人参莲子粥

组成：生晒参3克，莲子50克，
　　　大枣10枚，糯米50克。

用法：人参洗净晒干，研成
　　　极细末，备用。将莲子、
　　　大枣放入砂锅，加水
　　　适量，中火煨煮至莲

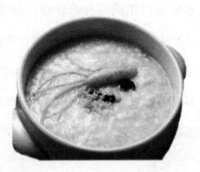

子酥烂，放入淘洗干净的糯米，煮沸，改用小火煨煮至

黏稠粥，粥将成时调入人参细末，拌和均匀，即可。早、晚 2 次分服，吃糯米粥，嚼食莲子、大枣。

功效：用于气虚型产后恶露不绝。表现为恶露量多色淡质稀，甚至突然出血量多，小腹空坠，面色淡白者。

◎赤小豆荸荠羹

组成：赤小豆 50 克，鲜荸荠 100 克，白糖 20 克。

用法：荸荠去外皮，剖开，切成小丁，备用。将赤小豆放入砂锅，大火煮沸后改用小火煨煮至赤小豆酥烂，汤汁稠浓时，加入荸荠小丁及白糖，拌匀，煨煮成羹。早、晚 2 次分服。

功效：用于阴虚血热型产后恶露不绝。表现为恶露淋漓不尽，量或少或多，色鲜红，质稠黏，口干咽燥，五心烦热。

本病通过正确的食养食疗，加强产褥期自我保健，一般都能较快康复。对于症状较重、病程较长者，若能及时治疗，预后大多良好。不过，出血日久可导致贫血；如有胎盘胎膜残留，可继发感染，严重者可因出血过多而昏厥，应积极抢救。对于产后出血淋漓不止，达 2～3 个月者，应高度警惕绒毛膜上皮癌，尽快到医院做相关检查。

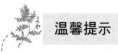

产后恶露自我康复三要点

◆ **要注意自我调理** 产后恶露的患者要卧床休息静养，保持室内空气流通，居住的房间要祛除秽浊；注意保暖，避免受寒。当恶露减少时，可适量活动。身体趋向恢复时，产妇可适当起床活动，这样对血液运行和胞宫余浊的排出有很好的帮助。同时，要避免情绪激动，保持心情舒畅，避免精神刺激。

◆ **要注意卫生防护** 要注意阴道卫生，每天最好用温开水清洗外阴部。产后恶露期间，最好选用柔软的消毒卫生纸，经常换卫生用品和内裤，避免出现细菌感染。忌房事也相当重要，产后未满50天绝对禁止房事，以免出现感染。

◆ **要注意饮食调养** 饮食以清淡为宜，避免生冷、油腻、辛辣、不易消化的食物。为免温热食物助邪，可多吃新鲜蔬菜。若气虚者，可予鸡汤、桂圆汤等。若血热者可食梨、橘子、西瓜等水果但宜温服。如果产妇属于脾虚气弱，遇寒冷季节可增加羊肉、狗肉等温补食品。肝肾阴虚的患者，可增加滋阴食物，如甲鱼、龟肉等。

产后多汗症，药膳调理安

症　状　产后多汗

老偏方　小麦牡蛎汤；泥鳅止汗汤；黄芪红枣粥

大前年的 5 月，老倪的女儿在妇产医院生下了可爱的小外孙女。产后第 4 天，一家子便抱着新生儿回到家。全家人忙里忙外，又是杀鸡又是宰鱼，全都沉浸在添了小宝贝的喜气之中。然而卧床的女儿却整天皱起眉头，说浑身是汗，衣服湿透，极不舒服。婆婆说："产后多汗是体虚，只要补一补就好了。"虽然坐月子每天吃的都是补品，可直到产后 1 周，女儿仍每日汗出涔涔，常伴有乏力，稍活动一下，出汗则更多；出汗后，怕吹风；吃饭不香，食欲差；面色苍白少华，有时睡着了更是汗出淋漓，一身湿透。身为西医的老倪知道，"产褥汗"虽然大多是生理性的，但出汗过多是会伤身的，可西医又没有治疗的特效药物，于是请我给她女儿看看。我诊视后认为，老倪女儿表现的症状属气虚不固，应予及时调理。因为汗出过多，伤津耗液，产妇不易恢复，还易感染；同时乳汁分泌也会减少。我遵照老倪的要求，给她女儿用了以下 2 则食疗偏方。

◎小麦牡蛎汤

组成：小麦 100 克，牡蛎 60 克。

用法：将小麦洗净，入砂锅中，加水煮沸后再用小火熬成汤；
　　　用此汤煮牡蛎肉至熟，加适量酱油、醋调味。1 次吃完，
　　　吃肉喝汤。每日 1 次，连吃 1 周以上。

◎ 泥鳅止汗汤

组成：泥鳅 90 克，糯稻须根 30 克（药店有售）。

用法：将泥鳅宰杀洗净，用食用油煎至金黄色。先将清水 2 碗
　　　与糯稻须根共煮，待水煮至 1 碗汤时，拣去糯稻根须，
　　　放入泥鳅煮汤，吃时调好味，连汤带泥鳅同吃。隔日吃
　　　1 次，7 次为 1 个疗程。

老倪女儿用上方调理了 1 周，汗泄即止。

小麦牡蛎汤有气阴双补的功效，适宜于产后气阴两虚引起的自汗、盗汗。方中小麦健脾补气，牡蛎滋补肺肾之阴。若无鲜牡蛎，可到中药店购买煅牡蛎（经煅制的牡蛎壳），每次用 30 克煅牡蛎与小麦同煮成汤，只饮汤，1 日分 3 次饮完，连饮 1 周。饮时汤中放几滴醋，少许盐，有利于牡蛎中的钙质吸收，可增强止汗的效果。

泥鳅止汗汤中的泥鳅营养丰富，被誉为"水中人参"。功能补中益气，《医学入门》说它能"补中止（汗）泄"。糯稻根味甘，性平。功能益胃生津，退虚热，止盗汗。此二物煮汤服，既宜于产后调养，又能补中益气，养阴敛汗，而且不腻不燥，最宜于产后多汗症的调治。

许多产妇产后大都会有出汗的现象，尤其是到了夏天，以夜间睡眠

和初醒时更明显，经常看到产妇的头发、衣裤、被褥被汗液浸湿。对于产后多汗的现象，产妇及其家属通常都认为这是产妇身体虚弱的表现，于是大吃补品，但却往往没有效果。实际上，产妇多汗是其身体内部进行生理性调节的一种表现。妇女妊娠后，为了供胎儿之需，不但营养需要增加，血容量也要增加，到胎儿足月后，母体的组织间液也增加。分娩后，母体的新陈代谢下降，不再需要那么多的水分，于是身体要进行自我调节，向体外排出一部分水分。一般说来，向体外排出水分有三种途径：呼吸，大小便，出汗。因此，有的新产妇在分娩后的 2～3 天，即使是卧床休息，出的汗也多。这种产后多汗在医学上称为"产褥汗"，是一种正常的生理现象，它与久病、重病、危重症虚脱的多汗不一样，不是身体虚弱的表现，是一种正常的生理性出汗，不需要特殊治疗。

然而，产妇长时间的大量汗出不利于身体的修复，也有碍母子健康。早在汉代，张仲景就发现新产妇有多汗的表现，究其原因，《女科经纶》说得透彻："产后去血过多，则阴不维阳，阴虚而阳无所附，周身汗出不止。"初起汗出不多，人无所苦，多不介意。继续下去，或大汗出，或兼他症，或乳汁减少，便心急了，可又担心服药影响母婴，一般多寻求偏方、单方和某些经验方。为此，我在这里再介绍几则偏方，供大家参考。

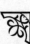

◎**黄芪红枣粥**

组成：黄芪 60 克，大枣 30 克，米 50 克。

用法：将黄芪洗净切片，大枣洗净、去核，与糯米一起加适量水，熬煮成粥。每日早、晚空腹各服 1 次，连吃 3～5 天。

功效：本方有补气血的功效，对气血虚特别是气虚引起的产后多汗，汗出如洗，动则加重，疲乏无力者适宜。也可用黄芪60克与母鸡同炖，吃鸡喝汤，连吃3只鸡就可减轻症状或痊愈。

◎玉米茎心饮

组成：玉米茎白心30克，白糖适量。

用法：将玉米茎白心切小段，放入锅中，加水300毫升，煮沸后再小火煎20分钟，去茎心，加白糖溶化即成。此为1剂，每日饮1～2剂，当饮料饮。

功效：玉米茎心味甘、涩，性平。甘可滋养阴液，平肝宁心；涩可收敛、固表、敛汗，故药后心液自调，阴阳得固，不论阴虚热扰之盗汗，还是卫阳不固之自汗，皆有良效。本方养阴止汗，适宜于产后阴虚盗汗者。若盗汗重，汗湿衣被，可加山茱萸10克，五味子10克，麦冬15克同煮，或用上三味单独煎汤，调蜂蜜当饮料饮用，每日1剂，连饮1周即可治愈。山茱萸、五味子有滋养肾阴的功效，麦冬滋养肺胃阴液。三味合用，调以蜂蜜，可使生产时消耗丢失的阴液恢复。阴液充足，就不会发生盗汗。

◎糯米猪肚粥

组成：糯米250克，猪肚1只。

用法：先将糯米淘洗净；猪肚洗净，将糯米放入猪肚内，用线扎紧。再将猪肚放入开水锅中氽约 2 分钟，捞起备用。然后把猪肚放入煲中煲约 1 小时，取出糯米，将猪肚切成小块，放入原汤中继续煲，至肉烂熟后，加入调味料即可食用。食肚片饮汤，分多次食用。

功效：该偏方用料简单，都是厨房中常用的。此方具有健脾益气、补益中焦、开胃进食的功效。重在补益脾胃、益养气血而固津敛汗，适用于产后气虚多汗者。

此外，产后气阴两虚的自汗、盗汗同时出现，还可用西洋参 6 克熬水煮海参 50 克，洋参、海参都吃，每日吃 1 剂，连吃 1 周，疗效甚佳。

 温馨提示

产后多汗应细心调理

由于产妇在分娩时出血过多，分娩后身心疲劳，体质有所下降，而在出汗时，毛孔往往是开放，容易招致风寒侵袭，发生感冒、上呼吸道感染等疾病。故产后出汗多时，产妇应注意避免受凉，夏季不要让电风扇或空调风向直吹；要勤换内衣，在换衣服前应用干毛巾擦去身上的汗液，使皮肤保持清洁干燥。另外，产妇要多吃些新鲜蔬菜水果，并注意补充一些温开水、米汤或稀粥，以补充水分。

产后大便难，调治莫忘"润"

症　状　产后便秘，大便难解

老偏方　参芪麻仁蜜饮；苁蓉核桃粥；桑椹芝麻糕

张洁产后5天大便未解，她的爱人到社区卫生服务站咨询，一位年轻医生开了番泻叶15克，嘱回家每日以5克泡茶饮。服了1天，大便即通；服第2天，日腹泻5次，而且乳汁明显减少。第3天再也不敢服用了，可问题又来了，大便更是燥结不通，

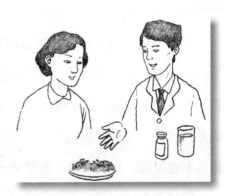

又是数日未行。家人惶恐不安，她的爱人来到我处，咨询调治之法。我详细询问病情后，认为她是产后气血虚，津液不足所致的肠燥便秘。我随即告诉她，此类便秘，用泻下药是错误的，况且中药学及《中国药典》中早已明示，番泻叶在妇女哺乳期是忌用之品。于是我给张洁开了一个处方，名曰"参芪麻仁蜜饮"，服后大便即畅行，而且数月来大便一直正常。

◎参芪麻仁蜜饮

组成：潞党参12克，黄芪10克，火麻仁10克，蜂蜜50克。

> 用法：先将火麻仁捣碎，与蜂蜜放入保温杯中备用。再将党参、
> 黄芪放入砂锅中，加水适量，煎熬 30 分钟后捞去药渣，
> 将药汁冲入保温杯中，加盖闷泡 15 分钟即可。药汁分早、
> 中、晚 3 次饮完，或代茶饮，每日 1 剂。
>
> 功效：益气润肠通便。主治产后气虚便秘，症见产后便秘，努
> 挣难下，神疲倦怠，气短乏力，面色㿠白，语声低怯，
> 形寒肢冷，不思饮食，唇甲少华。

产后便秘，指产后大便数日不解，或大便艰涩，便时干燥疼痛者。中医学又称"产后大便难"。本病多因生产时失血，营养亏虚，津液亏耗，不能濡润肠道；或阴虚火旺，内灼津液，肠道失于滋润，传导不利；或素体气虚，又因产时耗气，大肠无力传送；或产后伤食，热结肠道，腑气不通所致。归根结底，便秘是标，以虚为本。

明代张介宾《景岳全书》指出："产后大便秘涩，以其失血亡阴，津液不足而然，宜济川煎加减主之。"也就是说，产后大便难，病因在于血虚阴伤，津液不足，治宜滋阴养血，润燥通便，治疗之方宜用济川煎（当归、牛膝、肉苁蓉、泽泻、升麻、枳壳）加减。也就是说，产后大便难多因血虚津燥，气虚阴伤，伤食腑结所致。血虚津燥，当养血润燥；气虚阴伤，当益气养阴，润肠通便；这里反复强调在调理产后便秘时，必须注重一个"润"字。此外，偶有伤食积滞，热结肠道者，当清热导滞以通便。

我们在临床实践中搜集了一些调治产后便秘的偏方、验方，现介绍给大家，供参考选用。

◎苁蓉核桃粥

组成：肉苁蓉 20 克，核桃仁 20 克，粳米 60 克，红糖适量。

用法：先将核桃仁研末备用；肉苁蓉冲洗干净后放锅中，加水
适量煎煮 30 分钟后去渣留汁，再将粳米淘洗干净后放
入上述药汁中，以文火煮粥（药汁不够可加水）至米烂
粥稠时，加入红糖调匀服食，空腹食用。

《本草汇言》说肉苁蓉"养命门，滋肾气，补精血之药也"。而它
另一个重要作用则是润肠通便，配以补肾益精、润肠通便的核桃仁，用
以煮粥食，则既能补产后之体虚，又是调治产后血虚、津液不足之便秘
的良方。

◎香蕉炖冰糖

组成：香蕉 3 个，冰糖 25 克。

用法：将香蕉剥皮，与冰糖入炖盅炖熟食，分 2 次服，连用 3
天有效。

香蕉味甘，性凉，能养阴润燥，生津止渴。本品甘甜而滑润，富有
滋养性，故其功能专在养阴津而润燥、滑肠，配以冰糖炖服是治产后便
秘的简便良方。广东、闽南民间还有香蕉连皮煮食法：香蕉（带皮）2 个，
加水适量，煮熟连皮食。此方源于《岭南采药录》，认为香蕉带皮食更
有利于通导大便，故可治疗痔疾患者大便干结，便后出血，当然也可治
产后便秘。还有一个调治产后便秘的简便食疗偏方"蕉果饮"：香蕉 1 根，

苹果 1 个。二物去皮切成块，加少量清水煮片刻，放少量糖，每日分 2 次饮服。可资试用。

◎菠红汤

组成：鲜菠菜 250 克，猪血 150 克，猪瘦肉 25 克。

用法：将猪肉切片调适量淀粉待用，猪血切成片，用清水煮沸，
　　　加入菠菜、肉片、盐、熟后分数次佐餐。

本方取菠菜的寒滑之性，以清热润肠，用于产后肠胃燥热津伤，心烦口渴，大便秘结。《本草纲目》记载：菠菜"通血脉，开胸膈，下气调中，止渴润燥。根尤良"。猪血味咸，性平，能生血补血、滑肠排毒。猪血还是一种蛋白质含量很高的食物，它含的血浆蛋白进入人体后，经胃酸及消化液中酶的分解可产生一种消毒、润肠的物质，能使存留在肠道的一些能诱发癌症的毒素及时排出体外，保护胃肠道不受有毒物质侵害。《儒门事亲》在调治便秘时说："大便涩滞不通者……服葵菜、菠菜、猪羊血自然便利也。"用菠菜与猪血相伍，对于产后体虚、阴血不足所致的大便涩滞、肠燥便秘者有效，而且是产妇调补佳肴。

◎苏子芝麻粥

组成：紫苏子、芝麻各 10 克，粳米 100 克。

用法：将紫苏子、芝麻研成粉末，同粳米入锅中，加水煮成粥。
　　　每日 1 剂，分 2 次食用。

功效：下气宽中，润肠通便。适用于产后肠燥便秘兼胸腹胀闷
　　　不适者。

《名医别录》说：紫苏子"主下气，除寒温中"。《本草纲目》说它"利膈宽肠"。紫苏子含有脂肪油，油中富含不饱和脂肪酸和亚麻酸、亚油酸，含有一定的营养保健成分，而且有良好的润肠通便作用，配合芝麻养血润肠，对于产后血虚津亏、肠燥便秘者尤宜。

◎桑椹芝麻糕

组成：桑椹30克，黑芝麻60克，火麻仁10克，柏子仁10克，
　　　糯米粉700克，白糖30克，粳米粉300克。

用法：黑芝麻炒香，桑椹、火麻仁、柏子仁煎汁，糯米粉、粳米粉、
　　　白糖、药汁、清水一起揉成面团，做成糕，在每块糕上
　　　撒上黑芝麻，上笼蒸15～20分钟即可，每日早餐时食用。

功效：养血益阴，润肠通便。适用于阴血亏虚之产后便秘。

◎芝麻核桃仁糖

组成：黑芝麻250克，核桃仁250克，红糖适量。

用法：将核桃肉洗净去皮；芝麻洗净，入锅炒香研碎，核桃肉
　　　炒熟捣烂，二物混合加适量的糖拌匀，每次吃2～3匙，
　　　每日2次。

功效：滋阴养血，润肠通便。适用于阴血亏虚之产后便秘。

防止产后大便难的发生，关键要注意饮食调养，要多饮水，多食清淡新鲜蔬菜，少食辛辣、煎炒、炙煿之品；产后应早日起床活动。注意：产后多亡血伤津，身体较为虚弱，如有腑实便燥，对苦寒峻泻（如大黄、芒硝、番泻叶，中成药黄连上清片等）之品，内服时一定要谨慎。确需治"标"而用者，一旦大便通畅，应立即停止，再辨证改用他药。同时养成每日定时排便的习惯。

 温馨提示

外治妙方治产后便秘

外治法对于调理产后便秘来说是非常安全有效的，而且对产后的子宫修复、身心调理都有好处。

◆ **涌泉敷药法** 将大黄5～10克研为细末，醋调为稀糊状，置伤湿止痛膏中心，贴双足心涌泉穴，压紧，10～15小时后取下，一般用药2次即效。

◆ **敷神阙穴法** 大黄、芒硝各5克。将大黄研为细末，与芒硝混合均匀，清水适量调为稀糊状，放于肚脐孔处，外用敷料包扎，胶布固定，每日换药1次，一般用1～2次即效。另外，也可用生大黄粉3克，用50～60度白酒调成糊状，贴敷于神阙（肚脐）穴，外用敷料胶布固定，每日于局部用50～60度白酒约5毫升加湿

1次，3～5天换药1次。

◆ **自我按摩法** 排便时从盲肠经横结肠向降结肠做"の"字形按摩，有助于顺利排便。方法：排空小便，仰卧在床上，用右手掌根部紧贴腹壁，左手叠在右手背上，双手用力，按右下腹→右上腹→左上腹→左下腹的顺时针方向循环按摩。手法从轻到重，每2秒按摩一圈，一般到100次左右可出现便意。

◆ **肚脐呼吸法** 这是一种意念呼吸法，可在站、坐、卧、行时进行。默念吸气时收腹，气经脐孔进入胸腑，呼气时鼓腹，气由胸腹经脐孔而出。只要坚持一段时间，则会感觉腹部发热，肠鸣音增强，呼吸深大平顺，心情愉快，食欲增强，从而大便转为正常。

◆ **摇臂振腹法** 选一处较宽阔场地，站立，两腿分开约30厘米，先将右手臂自前向后摇转60～100圈，再换左臂摇摆转动60～100圈，一般未完成前即可有便意。此法简便易行，通过摇臂增加横膈、腹肌运动，可起到预防和治疗便秘的双重作用。

◆ **指压穴位法** 排便前用双手各一指压迫或揉摩迎香穴（鼻翼两侧的凹陷处）5～10分钟，可帮助排便。也可按压足三里穴（外膝眼穴下3寸）数分钟，按压穴位以自我感觉到穴位处有酸胀麻的感觉为宜。

产后尿潴留，偏方解烦忧

症　状　产后小便不通，或小便滴沥不尽
老偏方　茯苓葱白、鲜青蒿、炒盐外敷方；内服偏方

产妇在产后 6～8 小时，不能自行解小便；或膀胱过度膨胀，能自己解部分小便，但残余尿量超过 100 毫升者，医学上称之为尿潴留，它是产后常见的并发症。初产妇、剖宫产及会阴切开者更容易发生。对于产后尿潴留的治疗，我一般采用中药外敷疗法，患者经治后多能在较短时间内获效。

◎茯苓葱白外敷方

组成：茯苓 5 克，葱白适量。

用法：将茯苓研碎，与葱白共捣烂成泥状，用纱布包裹外敷于神阙穴。

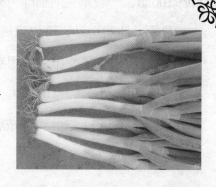

中医学认为，产后尿潴留多是膀胱气化失司，不能通调水道所致。外敷方中茯苓性味甘淡平，入心、肺、脾经，具有利水渗湿功效；葱白味辛，

性温，入肺、胃经，具通阳功效；神阙穴主治水肿、小便不利等证。中药外敷通过神阙穴使药力渗透经络，直达膀胱。同时温热能温养机体阳气，促进膀胱蒸腾气化，起到通利小便的作用。

◎鲜青蒿外敷方

组成：鲜青蒿 200 ～ 300 克。

用法：捣碎，不让汁流失，即时敷于脐部，纱布覆盖，胶布固定。

敷后患者腹部有清凉感，一般 30 ～ 60 分钟即可排尿。

《重庆堂随笔》认为："青蒿，专解湿热，而气芳香，……为女子淋带之神剂；"《滇南本草》说它"清湿热，消痰""利小便"。青蒿外敷治产后尿潴留，实为民间流传之偏方，治女子淋证，产后小便不通，用之多验。

◎炒盐外敷方

组成：粗盐 500 克。

用法：将盐放锅中炒热，用布包裹后，久熨下腹部，可使尿通。

注意：盐包的热力以局部能耐受为度，防止过热烫伤皮肤。

炒盐热敷法产生的热效应，能促进局部气血运行，改善血液循环，使尿道括约肌松弛，故可治疗产后尿潴留。采用外敷法的同时，可用开塞露1支，剪开封口，将药液挤入肛门，如此可利用排便促使排尿的神经反射原理，促使逼尿肌收缩，内括约肌松弛而导致排尿，效果快速。

有三则中药内服的单方，也可用于产后尿潴留的治疗。

◎黄芪利尿饮

组成：生黄芪15～30克，车前草15克，甘草梢6克。

用法：上药加水500毫升，煎至300毫升，1次服完。

功效：益气排尿。

◎蝉蜕汤

组成：蝉蜕（去头足）9克。

用法：加水400～500毫升，煎至350毫升，去渣加红糖适量，

1次服完。服后5小时不排尿，可再服1剂。

◎三七参粉

组成：三七粉、西洋参粉各15克。

用法：混匀备用。每次服用1.5～2.0克，每日1～2次，温

开水送服。15天为1个疗程，一般使用2～3个疗程。

病情重者可以加倍使用。

功效：益气化瘀。对产后小便不利、产后恶漏不净和产后腹痛均有良好的辅助治疗作用。

 温馨提示

防治产后尿潴留有妙招

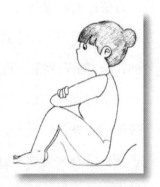

产妇正常分娩后，要争取尽早排尿，家人可给产妇喝些红糖水，使膀胱在短时间内迅速充盈，提高膀胱的敏感度，引起排尿反射，达到排尿的目的。争取让产妇在产后4～6小时内排出第一次尿。若排尿困难，应解除产妇怕排尿引起疼痛的顾虑；不习惯卧位排尿的产妇，可以去厕所或根据其平时习惯小便，如果产妇分娩6小时后仍未解小便，家属可用以下方法诱导其排尿。

◆ **温水冲洗，听流水声** 利用条件反射解除排尿抑制，使患者产生尿意，促使排尿。方法：在产妇臀部下面放一小便盆，用温开水缓缓冲洗会阴或尿道口，让产妇听到流水声，促使产妇尿道放松，引起排尿反射而排尿。

◆ **热水熏蒸，诱导排尿** 　用热水熏外阴以解除尿道括约肌痉挛，诱导排尿反射。方法：在盆内放上热水，水温控制在50℃左右，然后直接坐在热水里浸泡，每次5～10分钟，也可以用开水熏下身，让水气充分熏蒸会阴部，利用水蒸气刺激尿道周围神经感受器而促进排尿。注意要保持身体不接触水，以免烫伤。这两种方法都可以促进膀胱肌肉的收缩，有利于排尿。配合中药汤液坐浴效果更佳：陈瓜蒌60克，煎汤坐浴20分钟，可使尿通。

◆ **按摩推拿，促进排尿** 　将手置于患者下腹部膀胱膨隆处，向左右轻轻按摩10～20次，再用手掌自患者膀胱底部向下推移按压，以减少膀胱余尿；有人采用坐式按摩膀胱法并取得了较好的效果。方法：患者取坐位，操作者坐在产妇的后右侧，并以操作者的左肩及上臂为产妇的靠背，右手沿顺时针方向按摩患者膀胱区3～5分钟，压力由轻到重，直至有尿液排出。

推拿的操作方法与按摩法大同小异。①掌揉小腹：掌根附着于腹部膀胱充盈处上方，用力斜向内下方，环转摩揉5分钟，以通利小便。②在关元穴推压并间断向耻骨联合方向下推，手法按逆时针方向，先轻后重，5～15分钟。适用于产后尿潴留而膀胱胀大不甚严重者。

产后尿失禁，塞"漏"宜固肾

症　状　产后漏尿，咳嗽、打喷嚏、提重物时尿液不能自制

老偏方　益智仁散；五味子猪脬汤；金樱子煮鸡蛋

尿失禁是指无法用意识控制、不由自主的尿液漏出现象，是女性常见的疾病。无论顺产还是剖宫产，相当一部分产妇会发生产后尿失禁。尿失禁或尿频问题，让高达 30% ～ 50% 的女性备受困扰，严重危害女性的身心健康。

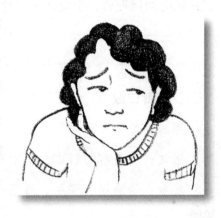

那么，产后为什么会发生尿失禁呢？我们知道，在妊娠期间，由于膀胱受到子宫重量的压迫，肌肉神经一直处于绷紧状态；而在分娩时，为了让宝宝从产道正常产出，骨盆底的肌肉神经又会被过度地拉伸，甚至会被从根部扯断。这样就使得调节膀胱工作的神经系统受到一定的损伤。因此，刚分娩完的妈妈，一般都会感觉不到尿意，出现排尿异常现象。产后排尿异常，除了无法排尿（尿潴留）之外，尿失禁等各种各样的问题也会在这一时期出现。

小莉就曾经历过产后漏尿的尴尬。不久前的一个下午，生完宝宝 1 个月的小莉，终于有空与朋友聚聚，喝点下午茶，没想到，聊天到一半，

突如其来的一个喷嚏过后，小莉竟然感觉到自己漏尿了，她赶快冲到厕所，但裤子已经湿了……小莉与朋友聊天的兴致顿时荡然无存，她匆匆与朋友告别，出门招了辆出租车赶紧来到我的诊室。经询问病情得知，小莉产后1周开始就有漏尿的轻微表现，似乎没有用力或根本没有尿意的状况下就已不知不觉地排了。那时因常备卫生护垫或卫生巾，对于小量漏尿她并没有在意，想不到今天竟出现了当众尿失禁的尴尬场面。我给她开了益智仁散，嘱其加强盆底肌肉锻炼并交代了自我练习的方法。经一段时间调理后，小莉终于摆脱了漏尿的烦恼。

◎益智仁散

组成：益智仁适量。

用法：将益智仁研末，每次6克，每日2～3次，用米汤调服。

功效：治遗尿、漏尿。适用于产后尿失禁。

产后尿失禁属中医学"产后小便数""产后漏尿""产后遗尿""产后尿失禁"范畴，统称"产后排尿异常"。《诸病源候论·妇人产后病诸候·产后遗尿候》曰："因产用力，伤于膀胱，而冷气入胞囊，胞囊缺漏，小便不禁，故遗尿，多因产难所致。"所以产后遗尿亦多见于难产的女性。中医学认为，产后小便失禁多因肺肾气虚，膀胱失约，或因产时损伤膀胱所致。治疗的基本原则是补肾益气，固涩止漏。益智仁性味辛温，能温脾暖肾，固精缩尿。《本草经疏》云："益智子仁，以其敛摄，故治遗精虚漏，及小便余沥，此皆肾气不固之证也。肾主纳气，虚则不能纳矣。"

用益智仁治女子产后脬气虚寒，肾虚遗尿，小便频数，虚寒尿漏等，诚有良效。

◎**盆底肌肉锻炼法**

动作1：站姿练习。呈站立姿，脚尖踮起，并收缩臀部的肌肉向上提肛，双腿用力夹紧，保持5秒，再徐徐放松5～10秒。如此重复动作20次以上。

动作2：仰姿练习。呈仰姿，双腿弯曲，收缩臀部的肌肉向上提肛，紧闭尿道、阴道及肛门，像尿急无法如厕而憋尿的感觉，先保持骨盆底肌肉收缩5秒，然后慢慢放松，5～10秒后再重复收缩。运动全程正常呼吸，保持其他部位放松，可用手触摸腹部，不应有紧缩现象。

盆底肌肉锻炼治疗压力性尿失禁是尿失禁康复治疗的重中之重。患者应坚持做收缩肛门及阴道的动作，每日3次，4～6周为1个疗程。患者可在站位、坐位及卧位时进行；与此同时训练间断排尿，即在每次排尿时停顿或减缓尿流，以及在任何"尿失禁诱发动作"如咳嗽、弯腰等之前收缩盆底肌，从而抑制不稳定的膀胱收缩，减轻排尿紧迫感程度、频率和溢尿量。还要注意的是，产后早期产妇应避免从事剧烈运动及重体力劳动。在康复治疗过程中一定要树立持之以恒的坚韧信心，并随时咨询医生，以获得正确的指导。一般来说，产后尿失禁患者在做骨盆肌肉锻炼的基础上配合食疗食养，可望在3个月内逐渐恢复正常乃至痊愈。但是，仍然有20%左右的产妇在产后3个月仍有尿失禁现象，这时就需要尽早就医了。

　　正确的饮食习惯对改善产后尿失禁的情况也大有帮助，产妇要注意多喝水、多吃水果、高纤食物，以防止便秘。此外，以下几道药膳偏方对治疗尿失禁有一定效果，即使是哺乳期的产妇也可以食用，不会影响到正常的乳汁分泌。

◎五味子猪脬汤

组成：五味子 50 克，猪膀胱 1 个。

用法：将猪膀胱（猪脬）洗净，纳入五味子后以棉线缝合，放砂锅内加适量水煮熟，然后切成块吃下，同时喝汤。每日吃 1 个，连服 5 ～ 7 天。

　　猪膀胱味甘，气平无毒，具有止渴，缩尿，除湿之功效，止遗尿之功甚佳。明朝医家徐春甫《古今医统大全》载有猪脬治遗尿方，用法："猪脬一个。以糯米浸洗白净，入椒、盐于内，煮烂。切碎食，蘸茴香末吃，以好酒送下，空心临卧各吃一服，当饭为妙。"五味子，味酸、甘，性温，无毒，入肺、心、肾经，有收敛固涩，益气生津，补肾宁心，缩尿止遗等功能，《名医别录》谓"五味子专补肾，兼补五脏""养五脏，除热，生阴中肌"。两者合用互相协同，有良好的止漏尿作用，适用于产后尿失禁。

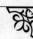

◎芡实怀山粥

组成：芡实粉、怀山药粉各 30 克，核桃仁 20 克，大枣（去核）8 枚。

用法：将核桃仁捣碎，与芡实粉、山药粉、大枣等同煮粥食用。

每日1剂，7天为1个疗程。

芡实味甘、涩，性平。在《本草从新》中称其"补脾固肾，助气涩精"，可治"小便不禁"。《本草求真》解释其药理作用时说："芡实如何固肾，以其味涩之故……惟其味涩固肾，故能闭气，而使遗带小便不禁皆愈。"山药、核桃仁有补气健脾、固肾益精的作用，加上大枣更有补脾补胃的功效。诸药合用，脾肾同补，固肾止遗，故可治脾肾两虚，肾气不固之产后遗尿及产后尿失禁。

◎党参核桃煎

组成：党参18克，核桃仁15克。

用法：加水适量浓煎，饮汁食核桃仁。

功效：党参补中、益气、生精，辅以核桃仁补气固肾，多吃可以防治产后尿失禁。

方中党参为益气健脾之常用药；核桃仁味甘，性温，归肾、肺、大肠经，功能补肾温肺，润肠通便，可用于肾阳虚衰，腰痛脚弱，小便频数等证。《三因极一病证方论》之"胡桃丸"中用核桃仁配茯苓、附子、蛤粉、生姜汁等炼蜜为丸，治"小便大利而不甚渴"；《本草纲目》载有核桃仁治小便频数方："胡桃煨熟，卧时嚼之，温酒下。"二药同用，有健脾益肾、固肾涩遗之功，适用于产后小便频数、漏尿不禁，以及产后气虚便秘等。

◎龙眼枣仁饮

组成：龙眼肉 15 克，炒酸枣仁 12 克，芡实 10 克。

用法：诸药加水煎两次，将药汁滤出后倒入保温杯中，代茶饮，
　　　每日 1 剂。

功效：龙眼肉益心脾、补气血，酸枣仁养肝、宁心，配以芡实
　　　可补脾固肾，能起到养血安神、益肾、固精、缩尿的作用。

◎金樱子煮鸡蛋

组成：金樱子 30 克，黄芪 15 克，益智仁 12 克，鸡蛋 2 个。

用法：先将前 3 味中药加水煎，去渣取汁，加鸡蛋煮熟即可。
　　　食蛋饮汤，每日 1 剂，连服 5～7 天为 1 个疗程。

功效：方中金樱子、益智仁有很好的固精缩尿作用，配以黄芪
　　　益气而增强固摄之力，实为产后漏尿之良方。临床应用
　　　表明，用本方治产后遗尿、产后尿失禁疗效满意，治愈
　　　率为 70%，总有效率达 95.6%。

　　尿失禁虽然不至于对生命健康带来威胁，但在生理和心理层面都可能造成伤害，如尿道感染，或因为怕漏尿，长时间使用棉垫造成阴部皮肤潮湿及发炎，另外身上可能存在的尿臊味，都会给日常生活带来烦恼，甚至引起性生活障碍。产后的女性朋友应该明了，尿失禁并不是无法根治的问题，造成产后尿失禁而长期不愈的主要原因是很多女性羞于启齿，

而延误了治疗时机，导致生活质量受到严重影响。因此，建议女性朋友们发现问题后及时治疗，避免漏尿的窘境。

温馨提示

把握产后盆底修复的"黄金时间"

产后6个月内产妇体内激素水平将发生改变，这一时期也是产后修复的最佳时期，所以产后42天～6个月内，属于盆底功能恢复的"黄金时间"，最迟也不要超过1年。

在关键期内采用符合生理特点的修复方法可使相关组织恢复到孕前水平。建议产后1～2周开始，就应自行进行盆底康复训练，这是预防或缓解产后便秘、尿失禁等问题的最佳方法。

传统的"提肛法"可通过对肛提肌为主的盆底肌肉进行有意识的自主性收缩，加强控尿能力及盆底肌肉力量。具体做法是反复做缩紧肛门、阴道的动作，每次收紧不少于3秒，然后放松，连续做15～30分钟，或每日做150～200次，4～6周症状就有所改善。

产后盆底功能保养要掌握正确的盆底肌锻炼方法，遵循循序渐进、适时适量、持之以恒的原则进行。另外，新妈妈产后4个半月内，不宜进行跑步、跳绳等运动，否则可能导致恢复期盆底脏器受伤。

女性乳腺增生症，疏肝解郁可散结

症　状　乳房结块肿痛
老偏方　威灵仙散外敷方；瓜蒌全蝎粉；玫瑰花益母草汤

乳腺增生是乳腺导管和小叶在结构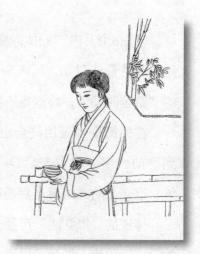上的退行性、增生性改变，情志内伤、冲任失调是其重要的致病因素。临床表现为乳房有肿块，疼痛以经前加重、经后减轻为主要特征，多见于30—50岁妇女。汉代的《中藏经》、宋代窦汉卿的《疮疡经验全书》称其为"乳癖"，清代顾世澄《疡医大全》名为"乳痞"。中医药治疗乳腺增生病有独特疗效，内治以疏肝解郁、行气化痰、调理冲任为主要治法，临床常用小金片、逍遥丸和乳癖消片等治疗。

　　张女士10多年前罹患乳腺增生，每次月经来临的时候乳房就胀痛，两侧乳房都有核桃大的硬块，吃了许多药都没有消散。当时学校里一位快退休的女教师告诉她，用威灵仙粉外敷可治乳腺肿块。张女士按照此方法，敷一段时间后包块就全散了，而且没有吃任何中药或西药。如今张女士已经接近10年没有再长包块，而且月经时乳房也不会胀痛，因此一直觉得很神奇。她有一次来我的门诊就诊时，向我透露了这个偏方，希望我能解释一下这个外敷方治乳腺包块的合理性。我借此机会将这个偏方告诉大家，以便让更多的女同胞能有所受益。

 威灵仙散外敷方

组成：威灵仙适量。

用法：将威灵仙打成粉末，然后根据乳房肿块的大小，制一个
　　　大小适中的布袋。将适量药粉装在小布袋里，晚上睡觉
　　　的时候放在内衣里面贴着乳房的包块。每日敷药1次，
　　　15～30天为1个疗程。

从中医学角度分析，乳腺增生多是肝气郁结、痰凝血瘀所导致，所以治疗多以疏肝理气、化痰散结为主。威灵仙味辛、咸、微苦，性温；质坚行散，入肝经而疏肝郁之气，消痰散癖。具有祛风除湿，通络止

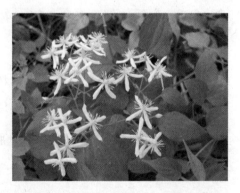

痛，消痰水，散癖积之功效。故《开宝本草》说它"主诸风，宣通五藏，去腹内冷滞，心隔痰水久积，癥瘕痃癖气块"。《本草衍义》言其"性快，多服疏人五脏真气"。表明本品能消散痰气胶凝的结节性肿块。我近年也曾试用威灵仙外敷治疗多例乳房结节性肿块，疗效的确很不错，真是"高手在民间"。临床应用过程中我还发现，威灵仙外敷并配合内服"瓜蒌全蝎散"，疗效更为显著。

◎ 瓜蒌全蝎粉

组成：全蝎 120 克，瓜蒌 25 个。

用法：将瓜蒌开口后，再把全蝎分别装于每个瓜蒌内，放于瓦片上烘焙干燥，然后一同研成粉末，贮瓶备用。每日 2 次，每次 3 克，温黄酒或开水送服。1 个月为 1 个疗程。

瓜蒌为中医治疗胸痹之要药，有清热涤痰、宽胸散结及润燥滑肠之功效。其化学成分包括油脂、有机酸类、甾醇、三萜及苷类、蛋白质、氨基酸类及微量元素等；全蝎具有通络止痛作用。二者合用相得益彰，效果巩固，值得推广。临床用本方治疗乳腺增生症 48 例，结果治愈 43 例，好转 4 例，未愈 1 例。本方简便易行，效果满意，总有效率达 97.92%。

半数以上妇科患者患有乳腺类疾病，最常见于月经周期紊乱、附件炎患者，也发现子宫肌瘤患者乳腺增生的发生率很高。不仅如此，我在临床上还观察到，相当一部分患有乳腺增生的女性，往往还会出现一种"三联征"，即甲状腺、乳腺、卵巢这三个部位的一处若发生结节、囊肿或肿块，其他两个部位往往也出现伴随症状，比如通常有乳腺增生的患者，往往连带检查有甲状腺结节和卵巢囊肿，有较强的相关性。这是什么原因呢？归根到底还是生于"气"。

我们知道，女子的生理具有"经、孕、胎、产、乳"的特点，皆以血为本，以血为用。而肝主藏血，故中医学有"女子以肝为先天"的说法。现代女性在社会和家庭中扮演双重角色，压力大、操心事多，容易急躁、生气，因而容易出现常见的"三联征"。也就是说，女性多处结节的病因多为情志抑郁、肝郁气滞，久而成结。所以，预防和治疗女性"三联征"的总原则是疏肝解郁，活血消癥。对此，我向大家推荐一款简便的自我保健茶，就是常用玫瑰花、益母草泡水喝，可以起到预防与治疗作用。

◎**玫瑰花益母草汤**

组成：玫瑰花 6 克，益母草 30 克。

用法：水煎 3 次，滤取药汁，分早、中、晚 3 次服用，或代茶饮用。

饮用时可适量加入红糖以增活血行瘀之功。

方中玫瑰花性温，功能疏肝解郁，活血止痛，活血调经。益母草性微寒，功能活血调经，利水消肿，清热解毒。《本草衍义》说能"治产前产后诸疾，行血养血"；《新修本草》载其治"诸杂毒肿""服汁使疗肿毒内消"。这两味药的配伍，玫瑰花性温而益母草微寒，寒温并使，相制、相须为用，就使得它的药效更加平和；而这两味都是活血化瘀药，叠加起来，可使药效达到最大化。诚为解郁散结，化瘀消肿，防治乳腺增生症之妙方。

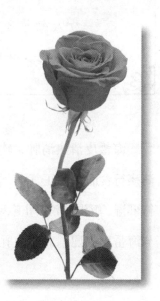

对于乳腺增生的治疗，目前西药治疗多采用激素类药物、碘制剂及三苯氧胺，可以缓解疼痛，因有一定的副作用，不作为首选。维生素A、维生素B_6、维生素E也有调节性激素的作用，可作为乳腺增生的辅助用药。中医采用饮食疗法辅助治疗多有裨益，值得在家庭保健中推广应用。下列食疗偏方可资选用。

◎海蜇萝卜丝

组成：海蜇皮 100 克，白萝卜 200 克，植物油 50 毫升，白糖 5
　　　克，麻油 10 毫升。

用法：将白萝卜洗净，切成细丝，用精盐 2 克拌透。将海蜇
　　　皮切成丝，先用凉水冲洗，再用冷水漂清，挤干，与
　　　萝卜丝一起放碗内拌匀。炒锅上火，下植物油烧热，
　　　放入葱花 3 克炸香，趁热倒入碗内，加白糖、麻油拌
　　　匀即成。每日 1 剂，佐餐食用。

　　海蜇皮清热消肿，软坚化痰。《归砚录》称它"妙药也。宜气化痰，消痰行食而不伤正气"；《医林纂要》说它"补心益肺，滋阴化痰，去结核，行邪湿，解渴醒酒，止嗽除烦"。白萝卜下气、消食、除痰润肺、解毒生津，与海蜇皮相配，对消散乳房结节性肿块大有裨益。

◎ 金橘饼与金橘茶

组成： 金橘饼 50 克，金橘叶（干品）30g。

用法： ①金橘饼洗净，沥水后切碎，放入砂锅，加适量水，用中火煎煮 15 分钟即成。早、晚分服，饮用煎汁的同时，嚼食金橘饼。②金橘叶洗净，晾干后切碎，放入砂锅，加水浸泡片刻，煎煮 15 分钟，用洁净纱布过滤，取汁放入容器中即成。可代茶饮。或当饮料，早、晚分服。

功效： 金橘饼具有消食下气、开膈醒酒、通窍化痰、镇咳散寒之功效，可作为乳腺增生症的辅助治疗。金橘叶具有疏肝郁、疏肝气，开胃理气，开宣肺气的功效，对乳腺增生伴肝气不疏者有良效。

◎ 鹿角粳米粥

组成： 鹿角片 30 克，粳米 150 克。

用法： 将鹿角片用纱布包好，入粳米加水适量，文火煎煮成粥。取出鹿角片包，放糖调味，食粥。以上为 1 日量，2 ～ 3 次食完，连服 1 周。

鹿角片味咸，性温。咸能入血软坚，温能通行散邪。具有补肾阳、益精血、强筋骨、行血消肿等功效，对乳痈肿痛，乳房结块、肿硬疼痛，以及女子带下清稀等均有一定疗效。

◎黄花菜炖猪蹄

组成：猪蹄1只，黄花菜50克。

用法：将猪蹄去杂毛洗净，和黄花菜一同加水文火炖煮，至猪蹄熟后，放盐少许调味。饮汤食蹄及黄花菜，分顿随意食用，不拘次数。1周为1个疗程。

黄花菜即金针菜，因能疏肝解郁，故又名"忘忧草""疗愁"。有通行乳络的作用。《图经本草》："行妇人乳脉，滑肌肤，去寒热。"猪蹄，《本草纲目》谓："煮清汁，洗痈疽，溃热毒，消毒气，去恶肉。"《随息居饮食谱》云："填肾精而健腰脚，滋胃液以滑皮肤，长肌肉可愈漏疡，助血脉能充乳汁，较肉尤补。"本方对于女子肝郁体虚型乳腺增生有辅助治疗作用。

◎双耳红糖羹

组成：白木耳、黑木耳各20克，青皮10克，鲜马齿苋30克，通草3克。

用法：先把中药煎取药汁。白木耳与黑木耳先用水泡发，然后与药汁一起入锅，武火烧沸，文火炖熬2～3小时（若液少，可适量加水），至双耳熟烂，汁稠为度。加红糖少量调匀食用。

功效：疏肝理气，活血化瘀，解毒消肿。适用于调治乳腺增生。

乳腺增生患者要注重食疗养生。平时多吃海带、紫菜、牡蛎、海蜇、白萝卜、刀豆、橘子、橘饼等具有行气散结作用的食物，要多吃蔬菜和水果，少吃油炸食品，动物脂肪，甜食及过多进补食品，避免食用生冷和辛辣刺激性的食物。改变饮食，多多运动，防止肥胖，提高免疫力，对乳腺增生的预防与康复都非常重要。

温馨提示

保持好心情，乳腺不增生

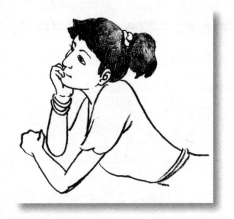

保持心情的舒畅、情绪的乐观是乳腺增生的最好防御武器。紧张的情绪会导致乳房疼痛及乳腺增生，本来性格内向、长期郁闷的女性，就容易招来乳腺疾病，如果再因为患病使情绪更加不好，只会造成疾病与坏情绪的恶性循环。

建议女性朋友不妨"每天大笑3次"。不是机械地大笑，而是开怀地笑上几次，目的是要达到身体舒展、心情愉快的感觉。当人大笑时，可令心血管系统强健地加速运行，胸肌伸展，胸廓扩张，肺活量增大，血液中的肾上腺素会增多。哈哈大笑还有利于开发右脑，帮助女性增加创造性思维，克服思维的局限性。当然这只是保持良好心情的一种形式而已，关键是女性朋友要有意识地调节自己的情绪，"迅速摆脱糟糕的情绪，就是对乳房最及时的挽救"。

妊娠、哺乳对乳腺功能是一种生理调节，适时婚育、哺乳，对乳腺是有利的，可以预防双乳腺小叶增生病症的发生。相反，30岁以上未婚、未育或哺乳少的女性则易罹患乳腺增生。因此，保持夫妻生活和睦，享受正常的性生活，坚持母乳喂养，能够消除不利于乳腺健康的因素。

女性应从十几岁的青春期以后就要有预防乳腺疾病的意识。对于已经患有乳腺增生的患者，要采取一种"既重视又不紧张"的态度，定期进行乳腺专科检查，并由医生对其中的高危患者进行监测及处理，既不会耽误病情，也不必每天生活在担心和恐惧之中。

老年性阴道炎，清热止带兼止痒

症　状　白带增多，外阴瘙痒或灼热感
老偏方　车前草猪肚汤；外治熏洗诸方

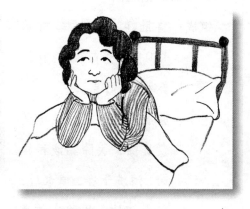

　　绝经后或手术切除双侧卵巢及卵巢功能衰退的妇女，由于雌激素缺乏，阴道壁萎缩，黏膜变薄，上皮细胞内糖原含量减少，阴道内 pH 上升，局部抵抗力减弱，致病菌容易入侵繁殖而引起炎症，称老年性阴道炎。

　　老年性阴道炎以白带增多，呈黄水样、血性或脓性，常伴有臭味为主要症状。由于分泌物刺激，患者伴有外阴瘙痒或灼热感，有时盆腔坠胀不适；当感染同时侵犯尿道时，可出现尿频、尿急、尿痛等泌尿系统的刺激症状。部分患者因阴道黏膜萎缩，还可伴有性交痛。本病属中医学"带下""阴痒"的范畴。

　　不注意外阴的清洁卫生、性生活频繁、营养不良（尤其是维生素 B 的缺乏）等常为老年性阴道炎的诱发因素。因此，中老年女性除了注意卫生防护外，对于老年女性以及有卵巢早衰征兆的中年妇女还要注重食疗调养。建议早晚空腹时用凉开水送服 1～2 汤匙新鲜蜂王浆，并坚持每天喝一杯鲜豆浆，或者吃一份豆制品。蜂王浆和大豆都含有丰富的天然雌激素，大豆（黄豆）被誉为"雌激素之王"。由于该病的发生与B族维生素的缺乏有关，因此可适当服用复合维生素B，蜂蜜、枸杞子、核桃仁、紫菜等食物富含B族维生素，可以适当多吃。下面几则食疗方可供选用。

◎车前草猪肚汤

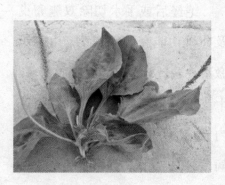

组成：猪肚1个，鲜车前草150克，薏苡仁30克，赤小豆30克。

用法：猪肚用植物油、淀粉反复搓擦，去除黏液和异味，清洗干净，焯水后，取出切块。再将车前草、薏苡仁、赤小豆清洗干净。上味加入生姜（拍松）一块同入瓦煲内，加清水3000毫升，武火滚沸后改文火煲约3小时，然后加食盐调味即可。饮汤吃肚，分餐食用，隔日1剂。

功效：清热解毒，健脾利尿。常服可治疗因各种感染引起的白带量多、色黄、有异味等。亦可作为膀胱炎、尿道炎、结膜炎等疾病的辅助治疗药膳。

◎ 茱萸山药薏米粥

组成：山茱萸 10 克，山药 30 克，薏苡仁 30 克。

用法：将上 3 味共煮粥，每日 1～2 次，连服 2 周。

功效：补肾，健脾燥湿。

◎ 淡菜韭菜汤

组成：淡菜 60 克，韭菜 120 克，黄酒适量。

用法：把炒锅置武火上，倒进生油烧热，倒进洗净的淡菜速炒片刻，再加水 2 碗煮沸，然后倒进洗净切好的韭菜和黄酒，略煮 1～2 沸即可。每日 1 剂，1 次服完，5～7 天为 1 个疗程。

功效：补肾止带。

◎ 莲子薏苡蚌肉汤

组成：莲子、薏苡仁各 60 克，河蚌肉 120 克。

用法：莲子去皮、心，薏苡仁洗净，蚌肉切成薄片，共入砂锅，加水 750 毫升，文火煮 1 小

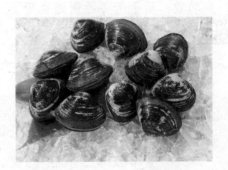

时即可，连服 7 ～ 10 天可以见效。

功效：《日华子本草》认为，蚌肉能止消渴，除烦解热毒，补
妇人虚劳，治血崩、带下。与莲子、薏苡仁共奏清热养阴，
燥湿止带之功。

临床实践表明，许多中草药具有清热解毒、杀虫止痒的作用，因此
中药外用治疗老年性阴道炎时既能解除外阴瘙痒，又能抗炎杀菌、固涩
止带，一举两得，疗效很好。

◎复方白鲜皮汤

组成：白鲜皮 30 克，鸡血藤 30 克，何首乌 30 克，生地黄 30 克，
麻黄 9 克，红花 6 克，淫羊藿 15 克。

用法：上药水煎 2 次，去渣，合并药液。坐浴，每日 2 次，每
次 30 分钟。

功效：用于老年性阴道炎带下、阴痒。

◎二花汤

功效：野菊花 30 克，金银花 30 克，淫羊藿 30 克，当归 15 克，
紫草 30 克，黄柏 15 克，蛇床子 15 克，赤芍 15 克，牡
丹皮 15 克，丝瓜叶 30 克，冰片 3 克。

用法：将上药水煎 2 次，药液合并，每日熏洗外阴 2 次。

功效：清热解毒，止带止痒，益肾养血凉血。

◎ 椿树叶煎

功效：椿树叶 100 克。

用法：水煎外洗阴部，每日 2 次，每次 15 ～ 20 分钟。

功效：对老年性阴道炎带下色黄者尤宜。

◎ 阴痒洗剂

用法：苦参、百部、蛇床子、地肤子、白鲜皮、紫槿皮各 30 克，
龙胆、川黄柏、花椒、苍术、枯矾各 10 克。

用法：加水 2000 ～ 2500 毫升，煎煮 15 ～ 20 分钟，先熏后洗，
每日 1 剂，早晚各 1 次，10 天为 1 个疗程。也可将核
桃大小的消毒棉球缚以长线，饱吸药液，于睡前坐浴后
放入阴道，次晨取出。

功效：燥湿止痒，清热解毒。主治老年性阴道炎。临床用此法
治疗老年性阴道炎 100 例，结果：1 个疗程后痊愈 85 例，
好转 11 例，治疗 2 个疗程后仍无效者 4 例。

◎二子白鲜皮汤

用法：蛇床子 30 克，地肤子 15 克，白鲜皮 15 克，龙胆 15 克，
苦参 15 克，花椒 12 克，防风 12 克。若有脓性白带加黄
柏 15 克。

用法：加水 2000 毫升，煎煮 20 分钟后带渣熏洗，每日 3 次，每
剂药可用 1～2 天，大多数经 1 周可治愈。

功效：清热消炎，燥湿止痒。适用于老年性阴道炎带下色黄、阴痒。

◎黄柏苦参煎

用法：蛇床子 30 克，黄柏 12 克，苦参 12 克，雄黄 10 克，鹤
虱 10 克。

用法：加水 2500 毫升煎取溶液 2000 毫升，每日 1 剂，分 2 次外洗。

功效：清热燥湿，杀虫止痒。适用于老年性阴道炎，以及滴虫
性阴道炎、霉菌性阴道炎、淋菌性阴道炎和外阴尖锐湿
疣。经临床验证，用此方治疗阴痒患者 120 例，总有效
率为 95%。

老年性阴道炎患者要注重自我调护，平时要注意蛋白质和维生素 A、
B 族维生素的补充。每日换洗内裤，内裤尽量选用纯棉布料，宽松舒适，
不要为了贪图方便而用纸内裤。外阴出现不适时，宜使用温水清洗外阴，
水里可以加少许食盐或食醋。用热水烫洗外阴，虽能暂时缓解外阴瘙痒，

但会使外阴皮肤干燥粗糙，不久瘙痒会更明显。不要使用肥皂或各种药液清洗，因为老年妇女的外阴皮肤一般干燥、萎缩，经常使用肥皂等刺激性强的清洁用品清洗外阴，会加重皮肤干燥，引起瘙痒，损伤外阴皮肤。自己的清洗盆具、毛巾不要与他人混用。

 温馨提示

炎症阴痒用药须谨慎

不要乱用药物，因为引起老年性阴道炎的细菌多为大肠埃希菌、葡萄球菌等杂菌，不像育龄期女性以霉菌性阴道炎、滴虫性阴道炎最多见，因此不要乱用治疗霉菌或滴虫的药物，更不要把外阴阴道炎当作外阴湿疹而乱用激素药膏，否则会适得其反。雌激素药膏要在医生指导下使用。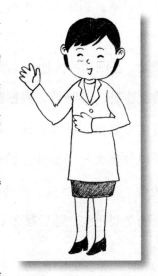

此外，由于老年妇女阴道黏膜很薄，阴道内弹性组织减少，因此，性生活时会因为阴道的萎缩干涩，极有可能损伤阴道黏膜及黏膜内血管，使细菌乘机侵入。故而建议在性生活前将阴道口涂少量油脂，以润滑阴道，减小摩擦。适度的性生活及适当的防护措施能有效减少损伤和炎症的发生。

更年期"脏躁"症，甘麦大枣煎汤灵

症　状	更年期综合征，精神恍惚，悲伤欲哭，心烦不眠
老偏方	甘麦大枣汤；辨证食疗诸方

　　张女士今年49岁，3个月前因经期紊乱，经来或提前或延后无有定期，血量时多时少，月经来潮时心烦不安，头昏心悸、神疲耳鸣、多梦纷纭、彻夜难眠，当地医院曾诊为更年期综合征，打针吃药补充雌激素均未见好转，故来中医门诊求助于我。患者自诉彻夜失眠，心烦不安，情绪易激动，甚则精神恍惚，无故哭泣，烘热多汗。观其形体消瘦，性急易躁，舌红少苔，脉细数。根据临证经验判断，我认为张女士属脏阴不足、肝肾两亏之更年期综合征，遂拟养阴安神、滋阴养血、补益肝肾法治之，予以甘麦大枣汤加味方调治。处方：炙甘草12克，淮小麦60克，大枣20克，太子参15克，首乌藤30克，紫石英（先煎）15克，炒白芍30克。投药7剂而愈，随后嘱张女士用甘麦大枣汤原方调理月余，诸症悉平。

◎甘麦大枣汤

组成：甘草12克，淮小麦30克，
　　　大枣15枚。

用法：先将小麦洗净，撇去浮末，

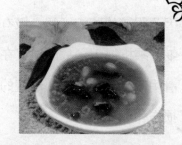

> 然后用清水约800毫升，煮上述3味药，用小火慢慢熬，煮沸后煎至400毫升左右，去渣，分2～3次饮汤，最后吃掉大枣即可。
>
> 功效：养心安神，和中缓急。主治：脏躁。症见精神恍惚，常悲伤欲哭，不能自主，心中烦乱，睡眠不安，甚则言行失常，呵欠频作，舌淡红苔少，脉细微数。

甘麦大枣汤出自东汉医圣张仲景的《金匮要略》，原方由甘草、小麦、大枣组成，书云："妇人脏躁，喜悲伤，欲哭，象如神灵所作，数欠伸，甘麦大枣汤主之。"就是说妇女患脏躁症，容易悲伤想哭，动作言语就像被神差鬼使而不能自主（精神恍惚），连续打哈欠、伸懒腰，可用甘麦大枣汤治疗。对于张女士的症状表现，所患更年期综合征实属脏阴不足、心肝血虚、肝气失和、郁热内扰之脏躁。根据"悲者心系急""肝苦急，急食甘以缓之"之理，用原方甘草生津缓急、小麦养心气、大枣补虚润燥；更加太子参合首乌藤益气养阴、宁心安神，紫石英镇静安神；白芍配甘草酸甘化阴、柔肝缓急，故收效甚捷。

迄今两千多年来，甘麦大枣汤仍有其临床价值和现实意义，目前已被公认为治疗更年期综合征的代表方。研究表明，本方有镇静、抗惊厥、增加子宫重量的作用。我们在临床实践中，应用本方治围绝经期综合征、顽固性失眠、顽固性神经衰弱、老年抑郁症、癔症性失音和神经症等均有良效。除了前述甘麦大枣汤外，还可熬粥食用。

◎**甘麦大枣粥**

组成：大麦、粳米各 50 克，大枣 10 枚，甘草 15 克。

用法：先煎甘草，去渣，后入粳米、大麦及大枣同煮为粥。每
　　　日 2 次，空腹食用。

功效：益气安神，宁心美肤。适用于妇女更年期精神恍惚，时
　　　常悲伤欲哭，不能自持或失眠盗汗，舌红少苔，脉细而
　　　数者。

中医学认为，更年期综合征主要是因为肾气不足，天癸衰少，阴阳平衡失调造成。其病因病机是由于年老体衰，肾气虚弱或受继往产育、精神情志等因素的影响，使阴阳失去平衡，引起心、肝、脾、肾等脏腑功能紊乱所致。而肝肾阴虚，阳失潜藏，亢逆于上，是本病的主要病机。因此在自我调治时，以补益肝肾，疏肝解郁，健脾养心，燮理阴阳为主要方法。下面根据本病的辨证分型选用食疗偏方若干则，对症择方，合理调养，始得良益。

1. 肝肾阴虚

头晕耳鸣，心烦易怒，阵阵烘热，汗出，兼有心悸少寐，健忘，五心烦热，腰膝胫软，月经周期紊乱，经量或多或少或淋漓不断，色鲜红。舌红苔少，脉弦细数。治宜滋补肝肾，育阴潜阳。

◎鲜枸杞汁

组成：鲜枸杞子 250 克。

用法：将枸杞子洗净后轧碎，用纱布包裹，榨取汁液。每次 10～20 毫升，每日 2 次。

功效：补肝益肾。适用于月经紊乱，血量或多或少，或先期或退后，伴头晕目眩、五心烦热、面色潮红、腰膝酸软等症。

◎地黄枣仁粥

组成：酸枣仁 30 克，生地黄 30 克，粳米 100 克。

用法：将酸枣仁、生地黄加水煎取药汁，去渣，加入粳米，熬粥即可。每日 1 剂，晚餐空腹温食。

功效：补阴清热。适用于五心烦热、面热汗出、耳鸣腰酸、烦闷易怒、口苦尿黄、多梦便干等症。

◎生地黄精粥

组成：生地黄 30 克，制黄精 30 克，粳米 50 克。

用法：先将前 2 味中药水煎去渣取汁，用药汁煮粳米粥食之。每日 1 次，空腹温食。

功效：补益肝肾，养阴清热。用于更年期综合征属肝肾阴虚者。

◎枸杞肉丝冬笋

组成：枸杞子、冬笋各30克，猪瘦肉100克，猪油、食盐、味精、
　　　酱油、淀粉各适量。

用法：炒锅放入猪油烧热，投入肉丝和笋丝炒至熟，放入其他
　　　佐料即成。每日1次。适用于头目昏眩、心烦易怒、经
　　　血量多、面色晦暗、手足心热等。

2. 肝气郁结

症状表现为情志抑郁，胁痛，乳房胀痛或周身刺痛，口干口苦，喜叹息，月经或前或后，经行不畅，小腹胀痛，悲伤欲哭，多疑多虑，尿短色赤，大便干结。舌质红，苔黄腻，或舌质青紫或瘀斑，脉弦或涩。治宜疏肝理气，清热养阴。

◎玫瑰合欢粥

组成：玫瑰花10克，合欢花30克（鲜品50克），粳米50克，
　　　红糖适量。

用法：将合欢花、粳米、红糖同放锅内加水500毫升，用文火
　　　煮至粥熟即可。每晚睡前1小时空腹温热食用。

功效：解郁安神，活血悦颜，利水消肿。适用于更年期易怒忧郁、
　　　虚烦不安、健忘失眠等症。

◎金针木耳蒸鸡

组成：三黄鸡（半只）300克，
干细黑木耳10克，
干金针菜（黄花菜）
15克，姜丝10克，
葱白10克，蚝油、
生抽、米酒、砂糖、
精盐等调料各适量。

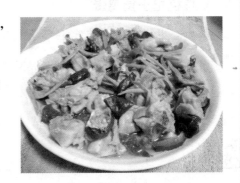

用法：先将鸡斩成小块，金针菜和黑木耳分别用冷水浸泡20
分钟，将泡发木耳去蒂切成小块，金针菜去蒂。再将所
有调味料及姜丝放入鸡块内，用筷子搅拌均匀，盖上保
鲜膜，移入冰箱放置腌制30分钟，时间越长越入味。
接着取一只深碗，将黑木耳及金针菜铺垫在碗底，再铺
上腌好的鸡块及姜丝，葱白段。锅内烧开水，将碗放在
蒸架上，加锅盖大火蒸25分钟即可。

功效：疏肝解郁，益气化瘀。适用于更年期肝郁脾虚，心情郁
闷不乐，月经量少，经期紊乱者。

3. 心肾不交

心肾两虚，肾阴虚心火独亢，症见心悸怔忡，虚烦不寐，健忘多梦，
恐怖易惊，咽干，潮热盗汗，腰酸腿软，小便短赤。舌红苔少，脉细数而弱。
治宜滋阴降火，交通心肾。

◎核桃杞子煲鸡蛋

组成：枸杞子 10 克，核桃仁 15 克，鸡蛋 2 个。

用法：将上味共放煲内，加清水 500 毫升同煲，蛋熟后取出去壳，再煲 3 分钟即可食用。饮汤吃蛋，每日 1 次。

功效：滋补肝肾，安神宁志。适用于更年期心肾两虚证。

◎白鸭冬瓜汤

组成：白鸭 1 只，茯神 30 克，麦冬 30 克，冬瓜 500 克。

用法：将茯神、麦冬用纱布包后放入洗净的鸭腹内，加水 1000 ～ 1500 毫升，先煮 30 ～ 40 分钟，然后加入冬瓜，煮至鸭肉熟透，冬瓜烂熟，用盐、味精调味即可。吃鸭肉和冬瓜，喝汤汁，分 2 ～ 3 餐食完，可常食。

功效：宁心清热，滋阴安神。适用于更年期阴虚火旺之心烦失眠、心悸怔忡、咽干潮热等。

◎凉拌海蜇

组成：海蜇 100 克，黑芝麻 50 克，食醋适量。

用法：海蜇用清水反复漂洗干净，切成细丝，用冷水再洗，晾干水分后备用。黑芝麻洗净晾干后，起锅，下芝麻，炒至微香即盛起，撒在海蜇丝上，加适量食醋，调匀即可。

佐餐食用。

功效：滋肝潜阳，化痰软坚。适用于更年期综合征属阴虚肝旺者。

◎银耳红枣羹

组成：银耳50克，大枣100克，白糖适量

制法：银耳用水泡发洗净，再与洗净的大枣一同入锅，加水适量，同煮成羹状，加白糖调味即成。

功效：滋阴生津，提神益气。适应证：更年期综合征、阴虚火旺等症。

◎小麦山药粥

组成：干山药30克，小麦、糯米各50克。

用法：将以上原料加适量白糖同煮为粥即可。

功效：补脾胃，安心神，补肾固精。适用于更年期综合征属脾肾不足证，精神不振，失眠多梦，食少便溏，腰膝酸痛等。

4. 脾肾阳虚

月经紊乱，量多色淡，形寒肢冷，倦怠乏力，面色晦暗，面浮肤肿，腰瘦膝冷，腹满纳呆，大便溏薄。舌质嫩，苔薄白，脉沉弱。治宜温补脾肾。

◎附片鲤鱼汤

组成：制附片 15 克，鲤鱼 1 尾（重约 500 克）。

用法：先用清水煎煮附片 2 小时，将鲤鱼收拾干净再将药汁煮鲤鱼，食时入姜末、葱花、盐、味精等。

功效：适用于更年期脾肾阳虚，表现为头目眩晕，耳鸣腰酸，或下肢水肿、喜温恶寒，或白带清冷，小腹冷痛及面色无华等症者。

◎益智仁粥

组成：益智仁 5 克，糯米 50 克，精盐少许。

用法：先将益智仁研为细末，糯米煮粥，调入益智仁末，加细盐少许，稍煮即可。每日早晚餐温热食用。

功效：适用于妇女更年期综合征，及老年人脾肾阳虚，腹中冷痛，面色晦暗，尿频，遗尿等。

◎虾米粥

组成：大虾米 10 个，小米 100 克，盐、味精、麻油、葱末各适量。

用法：将虾米切成小丁，小米淘净，共煮粥，加调料即成。每日 1 次，空腹温食。

功效：补脾益肾。适用于更年期脾肾阳虚，经量较多，或崩中暴下，经血色淡或有块，腰膝酸软，形寒肢冷，便溏，纳呆腹胀等症。

温馨提示

更年期激素疗法并非人人皆宜

西医对更年期综合征通常采用激素替代治疗，它有很多的优点，见效也比较快。一般患者每日服用0.625毫克雌激素和2.5毫克孕酮，坚持治疗1年左右，对更年期症状如潮热、盗汗、阴道干涩、关节疼痛或僵硬、全身酸痛等有明显改善。但是如果长期服用可能会出现乳房胀痛、阴道流血等反应，用药时要引起高度重视，出现不良反应时要及时向医生咨询。

因此，更年期激素替代治疗并非适合于每一个女性。以下口诀是这种治疗的禁忌证：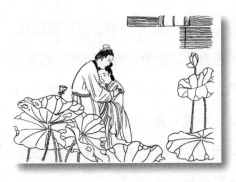"阴道出血，原因不明；肝肾功能，受损严重；恶性肿瘤，激素依赖；半年以来，血管栓塞；红斑狼疮，血卟耳硬"。也就是说，阴道不明原因出血、肝肾功能不全、患有乳腺癌和子宫内膜癌等雌激素依赖的肿瘤（如妇科肿瘤、乳腺肿瘤）、近半年来有血栓栓塞性疾病、患红斑狼疮、血卟啉症和耳硬化症，都不能用激素替代治疗药物。因此，选择中医调理女性更年期综合征才是万全之策。

更年期出虚汗，浮麦桑叶巧止汗

症　状　更年期出虚汗

老偏方　浮小麦大枣甘草汤；浮麦二根汤；桑叶汤

曾有李某，女，47岁。形肥面红，动即汗出，头汗为甚，头发尽湿，脉象濡滑且数，舌红苔干，心烦易怒口干，神疲乏力，夜寐纷纭。西医诊为更年期综合征。中医辨证属肝经郁热，上迫为汗，先予清泄肝胆法。处方：柴胡6克，黄芩10克，川楝子10克，蝉蜕6克，僵蚕10克，片姜黄

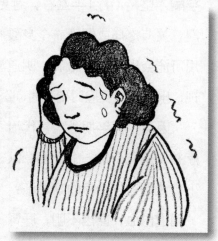

6克，浮小麦30克，生牡蛎30克。服7剂后，汗出渐减，心烦已止，夜寐亦安。

李某嫌煎药麻烦，于是我给她开了以浮小麦为主药的食疗方，以图徐徐调之。

◎浮小麦大枣甘草汤

组成：浮小麦30克，大枣5枚，甘草5克，冰糖适量。

> 用法：大枣瓣开，去核，与诸药放入茶杯中，沸水冲泡 10 分钟后，
>
> 　　　代茶饮，每日 1 剂。
>
> 功效：补虚益气，除热止汗，安心凝神。适用于一切虚汗证。

汗出头部为甚，热盛居多，火性炎上也。阳明热，口渴喜饮，心火盛，舌红尖刺，心烦溲赤；肝郁热，急躁易怒，夜寐梦多。本例即属后者，故用清泄肝胆法，用柴胡、黄芩、川楝子泄肝热，合升降散疏调肝郁，并用浮小麦、生牡蛎养心敛汗。汗为心之液，汗出过多，必伤心气，故以浮小麦、生牡蛎，养而敛之，此二味为收汗之神剂，可加入对症方中治自汗、盗汗如神。若气分不足，重用黄芪益气固表，气阴两虚，可合用生脉饮、沙参、麦冬、五味子，若汗出不止者用麻黄根。阳明蕴热，用白虎汤、生石膏、知母等。治汗之法不外如此。

本案继后用浮小麦大枣甘草汤食疗，李某前后服用 1 个月余，诸症若失。此方出自张仲景的《金匮要略》。方中的浮小麦味甘，性凉，可入心经，具有除虚热、止汗的功效。甘草具有补脾益气、清热解毒的功效。大枣具有补虚益气、养血安神的功效。冰糖具有补中益气、和胃润肺的功效。将上述食材合用，具有补虚益气、除热止汗、安心凝神的功效，适合伴有爱出汗、全身乏力、易疲劳等症状的气虚患者经常食用。此外，气虚症状严重的患者，也可在此方中加入 5～10 克的黄芪。黄芪具有补气固表的功效，是补气的要药。

对于更年期的女子之虚汗证，若其他症状不甚明显，独出汗较重者，应"急则治其标"，先止汗，后进行全身整体调理。此时可用浮麦二根汤。

◎浮麦二根汤

组成：浮小麦 10 克，麻黄根 10 克，糯稻根 15 克，大枣 5 个。

用法：煎汤 1 剂分 2 次服。功效：敛汗，益气，除热。

功效：适用于自汗、盗汗。

此方止汗效果极佳。方中浮小麦为禾本科植物小麦干瘪轻浮的颖果，各地均产。夏至前后，成熟果实采收后，取瘪瘦轻浮与未脱净皮的麦粒，去灰屑，用水漂洗，晒干。生用或炒用。浮小麦性味甘、凉，有益气止汗、退虚热之功，主治虚汗、盗汗，虚热不退，骨蒸潮热。麻黄根是麻黄科植物草麻黄、中麻黄或木贼麻黄的干燥根，均为野生。糯稻根也称稻须根，其性味甘、平，可益胃生津，止汗退热，主治出虚汗、自汗，虚热不退。

本方在应用时，若是口干、气虚乏力，则加太子参 15 克。太子参也称孩儿参，系石竹科植物孩儿参的干燥根块，味甘、微苦，性平，能益气生津，主治气虚乏力，口干，自汗，病后体弱，精亏口渴。

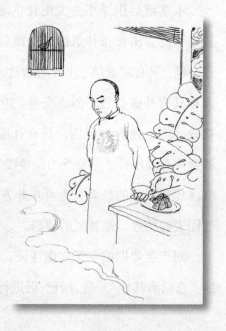

古今临床应用浮小麦治虚汗证，屡试不爽。这里我给大家讲一段浮小麦与王怀隐的故事：宋代太平兴国年间，京城名医王怀隐，有一天雨后放

晴，便到后院查看晾晒的中药材，发现了新购进的一堆小麦，便问伙计："这些又瘦又空的瘪小麦，何人送来？"伙计回答："是城南张大户送来的。"他正欲说什么，忽见来了一位急症患者，那患者的丈夫对王怀隐恳求说："王先生，我娘子近来不知何故，常常发怒，有时哭笑无常，整日心神不宁，有时甚至还伤人毁物，真有点怕人，今请先生施恩，为她除病驱邪！"王怀隐切了切那妇人的脉，又问了几句病情，捋须笑道："不必惊恐，此乃妇人脏躁症也。当以养心安神、和中缓急之法治之。"言毕，信手开了一方，上书：甘草、小麦、大枣三味药，意用汉末医圣张仲景《金匮要略》中的良方"甘麦大枣汤"，治疗妇女更年期出现的精神与心理方面的症状。那汉子拿着药扶病妇临行时，回过头来又补充一句病情："先生，我差点忘了，她还常常夜间出汗，汗液常湿透衣衫呢。"王怀隐点头答道："嗯，知道了，先治好脏躁症再说吧。"

　　五日后，那妇人偕丈夫乐滋滋地来拜谢王怀隐，感激地说："先生救苦救难的大德，我们夫妇终生难忘。真是药到病除，不愧为医林高手呀！"王怀隐关切地问："今天再来治盗汗症？"那妇人笑道："不必了，已一并痊愈了。"王怀隐暗自思忖，难道甘麦大枣汤也有止盗汗的作用？后来，他有意以此方又治了几个盗汗证患者，由于是用的成熟饱满的小麦，结果均不见效，他大惑不解，于是查阅唐代药王孙思邈的《千金备急要方》，欲寻求答案。正当这时，店堂小伙计与张大户的争吵声惊动了王怀隐。伙计手握一把张大户送来的小麦说："这样的小麦我怎能收？你别以为做药就可以将就些，这瘪麦子你拿回去吧！"王怀隐听罢，忆起上次那妇人所用的小麦就是张大户送来的瘪麦子，于是急忙上前道："张老兄，你这麦子是……"未等先生说完，张大户便红着脸诉出了实情："这是漂浮在水面上的麦子，我舍不得丢弃，我估计治病用也可以，因此送来了。"王怀隐听罢，从中似乎悟出了什么，便吩咐伙计："暂且收下吧，另放一处，并注明'浮小麦'三个字。"

后来，王怀隐用浮小麦试治盗汗、虚汗症，果然屡试屡验，便逐渐认识到浮小麦的功效。太平兴国三年，他与同道好友王佑、郑奇、陈昭遇潜心研究张仲景的医著，合编成《太平圣惠方》一方，并将浮小麦的功效记入该书。从此，"浮小麦"一药便流行于世，并为历代医家沿用至今。可见，浮小麦治虚汗证也是我们老祖宗传下的老偏方了。

再说一说桑叶治妇女更年期盗汗的神奇功效。

老谢的妻子今年47岁，患更年期综合征已经半年了。半年来，她经常烦躁不安，而且每天夜里都出现盗汗。去医院检查后，医生认为她应采用心理疏导疗法，并口服激素类药物进行治疗。夫妻俩认为激素类药物的副作用较多，因此没有采纳这种疗法。后来，一位学中医的朋友告诉他，服用桑叶水治疗此病效果很好。他的妻子连续服用3天用桑叶煮的水就不再盗汗了。

◎桑叶汤

组成：桑叶100克。

用法：桑叶洗净后入锅，加1碗清水煎煮至剩余半碗的药液时，调入适量的红糖即成，可每日1剂，分2～3次服完。

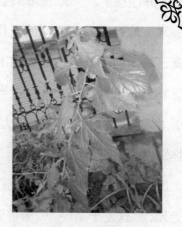

中医学认为，盗汗是指入睡后不自觉地汗出，醒后汗止的一种症状，大多是由阴虚内热，不能固摄津液所导致。桑叶味甘，性寒，具有养血、滋阴、泻热的功效，切中盗汗"阴虚火旺"的病机，因此可有效地治疗此症。临床实践证明，单用桑叶治疗盗汗其功效显著。处于围绝经期的女性，其体内的雌激素逐渐减少，内分泌功能出现紊乱，因此易出现盗汗。此类女性若将桑叶和红糖（红糖具有益气补血、化瘀止痛的功效）一起煎煮后服用，可更好地缓解盗汗的症状。围绝经期的女性若同时出现盗汗、睡眠质量差的症状，也可将桑叶和五味子一起煎煮后服用。

用桑叶治盗汗的偏方、验方颇多，下面几则可供参考选用。

◎**桑叶糯米粥**

组成：桑叶 10 ~ 15 克，糯米 50 克。

用法：将桑叶洗净，然后加入水里稍作熬制，再将熬好的桑叶水用来熬粥，轻度盗汗者食用 3 ~ 4 天后即可看到疗效，重度盗汗者食用 1 周后可见到疗效。

◎**桑叶荷叶粥**

组成：鲜桑叶 100 克，新鲜荷叶 1 张，粳米 100 克，砂糖适量。

用法：先将鲜桑叶、新鲜荷叶洗净煎汤，取汁去渣，加入粳米（洗净）同煮成粥，兑入砂糖调匀即可。

功效：方中荷叶能清解湿热，对妇女更年期睡中头面烘热，蒸蒸汗出者尤有良效。

我们的祖先视桑叶为万病之药、万人进补的"神仙叶"。《本草纲目》说，桑叶煎汁代茶饮，利五脏关节、通血下气、祛风凉血、明目长发、清热解毒。古医书还说它有"驻容颜，乌须发"的功效。历代宫廷秘方、民间神仙方、长寿方都少不了桑叶，代表方如乌发明目、养颜益寿的桑麻丸等。然而，桑叶还是一味治疗顽固性盗汗（夜汗证）的良药却鲜为人知。

　　宋代的《夷坚志》中记载了这样一个故事：严州山寺曾暂住一位游僧，形体羸瘦，饮食极少，每晚入睡后，总是遍身汗出，第二日晨起，衣皆为汗水湿透。据游僧自言，如此情况已历二十余年，诸药用尽，终不见效。寺中一位监寺僧云："吾有绝妙验方。为汝治之。"三日后，游僧二十多年的痼疾竟痊愈了。此方原来如此简单：取霜桑叶一味，焙干碾末，每日 2 钱（约 6 克），空腹用温水汤调服。游僧与寺中和尚无不惊奇，佩服监寺僧药到病除。

　　桑叶具有祛风清热、清肝明目的功效，在临床上常用于治疗外感风热、目赤、头痛等病症。同时，桑叶也是一味止汗的良药，但桑叶的这一功效鲜为人知。桑叶的止汗功效，在古代医书中也有提及。最早的《神农本草经》有桑叶"除寒热、出汗"的记载。桑叶止汗的应用最早见于《丹溪心法·盗汗》："青桑第二叶。焙干为末，空心米饮调服，最止盗汗。"明代《医学入门》中也云："遍身汗出，乘露采（桑）叶，焙为末，空心米饮下二钱。"明末清初的名医傅青主将桑叶誉为"收汗之妙品"，最擅长以桑叶止汗，他先后拟定的"止汗神丹""遏汗丸""止汗定神丹"等诸方中，均选用桑叶为止汗之主药。清代医家陈士铎在他的《辨证奇闻》一书中拓展了桑叶止汗的范围。他善于在方剂中加入桑叶止汗，且不限于治盗汗。比如，阴虚火旺的盗汗案中的补阴止汗汤，胃火炽盛自汗案中的收汗丹，以及劳思过度心汗案中的滋心汤，均在配方中加入桑叶 10 ～ 14 片。他创制的敛汗汤（黄芪 30 克，桑叶 14 片，麦冬 15 克，五味子 6 克，功能益气养阴、敛汗固表，治大病之后气虚不固，遍体出汗淋漓），至今仍是临床上治虚劳盗汗的常用方。此外，在《辨证奇闻》中用桑叶配五味子，能散能收，能清能补，也是治阴虚汗出之妙品。

古人用桑叶止汗的经验也为后世医家所验证。北京已故名医魏龙骧先生曾用单味桑叶研末，每次 6 克，用米汤送服，早晚各服 1 次，治疗多位夜汗患者，均是药到病除，他说："桑叶有止夜汗之功，确信无疑矣。"

上海著名中医颜德馨教授也有用桑叶治盗汗的经验：一位 61 岁老妇，盗汗 2 年，饮食如常，唯觉精神疲乏。颜教授先用益气固表、滋阴降火之药无效后，遂改以霜桑叶研末，米饮调服 9 克，嘱患者早晚各服 1 次。结果半月而愈，终未复发。据颜老说："先师秦伯未先生，亦喜欢用此味治头面出汗（俗称蒸笼头）。确有渊源。"

中医学认为，盗汗多是烦劳过度，亡血失精，或邪热耗阴，以致阴精亏虚，虚火内生，阴津被扰，不能自藏而外泄所致。桑叶味甘性寒，甘能养血滋阴。寒能泻热，切中盗汗证阴虚火旺的病机。正如缪希雍云："桑叶甘所以益血，寒所以凉血，甘寒相合，故下气而益阴，是以能主阴虚寒热及因内热出汗。"《重庆堂随笔》记载："桑叶，虽治盗汗，而风温暑热服之，肺气清肃，即能汗解。……于肝热者尤为要药。"用中医学观念看，卫气依赖肺开合，营气依赖肝疏泄，营卫不和，是汗证的直接原因；而桑叶既归肺经又入肝经，具有疏散之性，故无止汗闭邪之弊，且能在宣散中止汗，为其他药物所不及。从现代药理学角度分析，桑叶止汗作用是通过对自主神经的调节而奏效的；也有人认为，桑叶含有的芦丁和槲皮素能保持毛细血管的正常抵抗力，减少通透性而起止汗作用。总之，无论单用桑叶，还是在复方中加入桑叶，对治疗汗证均有良效，值得进一步研究探索并推广应用。

更年期盗汗是常见现象，以西医学观点解释是由于更年期来临，使内分泌和自主神经功能出现障碍导致。而中医学方面则认为是由阴虚内热、虚阳上亢、津液不固所致，所以在治疗时以滋阴为主。虽说更年期盗汗是正常现象，但若严重影响日常生活，还需及时治疗。

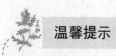
温馨提示

注重更年期汗证的自我调护

女性更年期汗证，影响日间活动与夜间睡眠。更年期汗证是由于机体肾精亏虚、阴阳失衡、情志不畅、五脏失调、起居失节、津液失常引起，调治当以和阴阳、汗自止，调五脏、转精神，调起居、顾元气为原则，方能止汗治汗，提高更年期女性的生活质量。

对于患者来说，注意汗证的自我调护非常重要，汗出之时，腠理空虚，易于感受外邪，故当避风寒，以防感冒。汗出之后，应及时用干毛巾将汗擦干。出汗多者，需经常更换内衣，并注意保持衣服、卧具干燥清洁。